Akramzhon Saliew
Dilfuzahon Mamarasulowa
Doniörzhon Juldashew

HIPERPLASIA BENIGNA DA PRÓSTATA (EPIDEMIOLOGIA)

**Akramzhon Saliew
Dilfuzahon Mamarasulowa
Doniörzhon Juldashew**

HIPERPLASIA BENIGNA DA PRÓSTATA (EPIDEMIOLOGIA)

Monografia

ScienciaScripts

Imprint

Any brand names and product names mentioned in this book are subject to trademark, brand or patent protection and are trademarks or registered trademarks of their respective holders. The use of brand names, product names, common names, trade names, product descriptions etc. even without a particular marking in this work is in no way to be construed to mean that such names may be regarded as unrestricted in respect of trademark and brand protection legislation and could thus be used by anyone.

Cover image: www.ingimage.com

This book is a translation from the original published under ISBN 978-620-3-47126-7.

Publisher:
Sciencia Scripts
is a trademark of
Dodo Books Indian Ocean Ltd., member of the OmniScriptum S.R.L Publishing group
str. A.Russo 15, of. 61, Chisinau-2068, Republic of Moldova Europe
Printed at: see last page
ISBN: 978-620-3-83822-0

MINISTÉRIO DA SAÚDE

UZBEKISTAN

TASHKENT ACADEMIA DE MEDICINA

ANDIJAN
INSTITUTO MÉDICO ESTATAL

Akram Saliev. , Dilfuzahon Mamarasulova. Doniyorjon Yuldashev,

Doniyorjon Yuldashev

HIPERPLASIA BENIGNA DA PRÓSTATA
(EPIDEMIOLOGIA)

MONOGRAFIA

Tashkent 2021

Compiladores:
Saliev A. P.
Mamarasulova D.Z.
Yuldashev D.I.

Revisores:

O Dr. Dinesh Pendhakar é o Oncologista Especialista Chefe,
Consultor no Hospital Central de Sarwadoya, Faridabad

A monografia foi aprovada na reunião do Conselho Académico da Academia Médica de Tashkent do Ministério da Saúde do Uzbequistão (Acta №___ de "__" ___________ 2021).

A monografia destina-se a urologistas, andrologistas, médicos de clínica geral, cirurgiões, professores de universidades médicas e estudantes.

CONTEÚDO

LISTA DE ABREVIATURAS

BSP   - bacteriúria assintomática
BPH - hiperplasia   benigna da próstata
DHT   -   desidrotestosterona
IMC   - infecção do tracto urinário
INMT-   infecção do tracto urinário inferior
IBC   - urolitíase
OZM   - retenção urinária aguda
             - palpação rectal
PSA   - nível de antigénio específico da próstata
SNMT-   sintomas do tracto urinário inferior
CKD   - insuficiência renal crónica

INTRODUÇÃO

As questões das características sócio-higiénicas e da organização dos cuidados médicos para pacientes com hiperplasia benigna da próstata (HBP) são muito relevantes. A relevância deste tópico de investigação está relacionada principalmente com a ampla difusão do BPH em homens idosos e senis. Segundo a investigação epidemiológica realizada nos EUA [3,5,7,11,49] os sinais clínicos de BPH são encontrados em 14% dos homens com 40-49 anos, em mais de 24% dos homens com 50-59 anos, em 43% dos homens com 60-69 anos e em 90% dos homens com mais de 80 anos. Na Rússia a prevalência de BPH aumenta de 10% em homens com menos de 40 anos para 80% em homens com 75-80 anos [77,80,90,100,104]. Embora existam algumas, a propósito, diferenças pouco significativas na prevalência da HBP em diferentes autores, todos os investigadores deste problema apontam para a ampla propagação desta doença. Assim, à medida que o processo de envelhecimento da população aumenta e a proporção de homens idosos e senis cresce, o problema da BPH tornar-se-á ainda mais urgente.

As questões da terapia BPH estão longe de estar completamente resolvidas: escolha dos medicamentos, duração do tratamento. Nos últimos 15-20 anos, surgiram muitos medicamentos para o tratamento de pacientes com HBP que ocupam actualmente o lugar mais importante na estrutura do tratamento de tais pacientes. De acordo com [22,27,55,98], no século XXI, os pacientes com HBP serão tratados principalmente com medicamentos de alta qualidade de vida. Mesmo actualmente, no estrangeiro, cerca de 80% dos doentes com HBP são submetidos a tratamento medicamentoso desta doença e apenas 20% são submetidos a tratamento cirúrgico e outros métodos de tratamento não medicinais [10,11,89,103]. Nos últimos anos, muitos trabalhos têm aparecido dedicados a vários aspectos da HBP, mas estão principalmente preocupados com a eficácia médica da terapia de HBP, vários medicamentos actualmente desenvolvidos [67] ou tratamento cirúrgico desta doença [55,98,100]. Entretanto, a maioria absoluta dos medicamentos modernos mais eficazes para o tratamento da HBP têm um custo muito elevado na rede de farmácias, o que não é comparável com o rendimento da maioria dos pacientes com HBP. Nos últimos anos, surgiram trabalhos dedicados aos aspectos económicos do tratamento da BPH [14,34,47,92]. No entanto, são obviamente insuficientes. Há muito poucos ou nenhuns trabalhos dedicados à epidemiologia da BPH, factores de risco desta doença, detecção precoce e organização da vigilância desses pacientes, as suas características sócio-higiénicas.

O OBJECTIVO DA INVESTIGAÇÃO é analisar as características sócio-higiénicas e clínico-estatísticas dos pacientes com HBP, a fim de elaborar propostas relativas à melhoria da organização de cuidados especializados para esses pacientes em condições modernas.

OBJECTIVOS DE INVESTIGAÇÃO:

1. Estudar a incidência anual de doentes com HBP em clínicas ambulatórias.

2. Analisar a organização dos cuidados hospitalares para doentes com HAP e o desempenho hospitalar em caso de hospitalização de tais doentes.

3. Apresentar características sócio-higiénicas e clínico-estatísticas dos doentes com HBP.

4. Analisar um modelo matemático de gravidade dos sintomas e índice de qualidade de vida em doentes com HBP.

5. Elaborar propostas sobre a melhoria dos cuidados médicos para os doentes com BPH.

A **novidade científica** da investigação consiste num estudo abrangente da organização de cuidados ambulatórios e de internamento de doentes com HBP em condições modernas de reforma dos cuidados de saúde e de transição para a prática médica geral. Pela primeira vez é apresentada uma característica sócio-higiénica profunda dos doentes com HBP, tendo em conta o seu estilo de vida e estatuto sócio-económico. A combinação de questões sócio-higiénicas características e as questões do Sistema Internacional de Soma da Próstata (I-PSS) é uma novidade nos pacientes com questionário de BPH. Pela primeira vez o índice de qualidade de vida calculado com base nos indicadores recomendados pelo comité de conciliação internacional é comparado com os indicadores que caracterizam a qualidade de vida em doentes com HBP sugeridos pelo autor.

O **significado prático** do estudo consiste na metodologia proposta pelo autor para analisar a actividade do departamento urológico da unidade de internamento durante o tratamento de pacientes com HBP, a fim de reduzir a duração média da estadia na unidade de internamento e aumentar a eficiência económica do seu trabalho. O autor fundamentou a necessidade do acompanhamento ambulatorial dos pacientes com a conta obrigatória do estatuto social e económico dos pacientes com o objectivo de prescrever a terapia médica adequada tanto à fase da doença como ao estado financeiro do paciente. De grande importância prática é a justificação científica da relevância da formação e educação higiénica de homens de meia-idade e idosos relativamente à detecção precoce da BPH. O questionário do autor "Questionário para doentes com BPH" tem um valor prático definido para especificar a qualidade de vida dos doentes com BPH.

§1 CARACTERÍSTICAS DOS PACIENTES COM HIPERPLASIA BENIGNA DA PRÓSTATA E ORGANIZAÇÃO DOS SEUS CUIDADOS ESPECIALIZADOS EM CONDIÇÕES MODERNAS

A hiperplasia benigna da próstata (BPH) é a mais comum das doenças urológicas dos homens idosos e senis (Gorilovsky L.M., 1997). Os sintomas de disfunção do tracto urinário inferior característicos desta doença são responsáveis pelo encaminhamento de 30% dos doentes com mais de 65 anos (Chappie C. R., 1999).

1.1 Epidemiologia da hiperplasia benigna da próstata

Acredita-se que alguma forma de sintomas devidos à BPH está presente na maioria dos homens com mais de 50 anos de idade [11,45,99].

De acordo com estudos epidemiológicos realizados nos EUA [45,99]. sinais clínicos de BPH são encontrados em 14% dos homens com 40 a 49 anos, em mais de 24% dos homens com 50 a 59 anos, em 43% dos homens com 60 a 69 anos, em 40% dos homens com 70 a 79 anos e em 90% dos homens com mais de 80 anos. Estatísticas semelhantes para o nosso país não estão disponíveis. O cálculo aproximado [3,18,33] mostrou que em 1996 havia 1,5 milhões de pacientes com essa idade no mundo: 40-49 anos - 1,5 milhões, 50-59 anos - 1,62 milhões, 60-69 anos - 1,49 milhões, 70-79 anos - 0,7 milhões, 80 anos e mais - 0,8 milhões. Assim, os autores consideram possível supor que o número total de homens com manifestações clínicas de HBP atingiu 6,1 milhões em 1996. Ao mesmo tempo, de acordo com os dados do Comité Estatal de Estatística em 1996, as doenças da próstata (não incluindo os tumores malignos) foram registadas nas instituições de saúde pública com 409425 pacientes.

O autor [55, 80] considera correcta a dupla percepção de BPH: como uma condição patológica sem quaisquer sintomas e como uma doença com manifestações clínicas. O autor assinala que a HBP pode ser detectada em cada 1 em 7 homens, mas as suas manifestações clínicas são muito mais raras.

Apesar da prevalência significativa da HBP e dos custos substanciais do seu diagnóstico e tratamento, os principais peritos notam a falta de dados epidemiológicos e fundamentais para compreender as causas desta doença [83].

J. de la Rosette et al (2003) salientam que apesar dos numerosos estudos epidemiológicos realizados nos últimos 20 anos, a verdadeira prevalência da HBP é difícil de estabelecer. A definição clínica padronizada da doença é imprecisa, o que dificulta a realização de estudos epidemiológicos adequados.

De acordo com [2,15,30,44], N.A. Guess et al (1995), os estudos epidemiológicos podem dar uma contribuição tangível para a compreensão deste problema de pelo menos três maneiras. Em primeiro lugar, há necessidade de estabelecer a normalidade das escalas de sintomas e testes utilizados no diagnóstico de BPH para a população em geral. Em segundo lugar, é necessária informação sobre como os sintomas e outros factores influenciam a decisão de um doente de procurar cuidados e a escolha do tratamento. Tal informação pode ser útil para determinar como a sensibilização dos doentes e a utilização por parte dos médicos de diferentes abordagens de tratamento podem influenciar a utilização de determinados serviços de saúde (55). Em terceiro lugar, um possível resultado dos inquéritos baseados na população poderia ser a obtenção de informações sobre a população em geral e não sobre os doentes tratados em estabelecimentos de saúde [77,98,100].

Os dados fornecidos por [23,44,67] são interessantes. Assim, quase 2/3 dos homens que tinham disfunção urinária não consultaram um médico e não foram examinados, o que se explica pelas seguintes razões: 45% - medo de uma possível intervenção cirúrgica ou detecção de cancro da próstata, 29% - gravidade insuficiente dos sintomas para ir ao médico, 14% considerou que estes sintomas são característicos da idade e não da doença, 5% referiu-se ao sentimento de vergonha, 7% - a outras razões.

O primeiro estudo nacional dos sintomas de BPH foi realizado em França por P. P. Sagnier et al (92.100). Os autores examinaram homens de 50-80 anos em 2011 e concluíram que em 1992, 1,14 milhões de homens franceses tinham sintomas de disfunção urinária moderada a grave. Um estudo ligeiramente anterior [18,65,69] investigou os sintomas de disfunção urinária e os resultados de saúde de 2115 homens brancos com idades compreendidas entre os 40 e 79 anos num condado dos EUA. Foi realizado um estudo de acompanhamento do mesmo grupo de pacientes no ano 2000. (Sarma A. V. et al. 2002). Demonstrou que havia uma tendência significativamente crescente de 0,18 pontos/ano de gravidade dos sintomas se não fossem tratados. A gravidade dos sintomas aumentou com o aumento da idade. Foi também revelado que o indicador mais significativo que determina a procura de ajuda urológica é a idade dos pacientes. Ao mesmo tempo, os autores notam que alguns dos pacientes inquiridos não procuram ajuda, apesar do agravamento dos sintomas da doença.

C.J. Girman et al (1995) apresentaram dados sobre a correlação dos sintomas de BPH, volume da próstata e índices de urofluxmetria numa população masculina. Os autores examinaram 466 homens e descobriram que a idade pode explicar a variação do índice de sintomas urinários em 3% dos casos, e os índices de volume da próstata e de velocidade máxima do volume urinário em 10%. No entanto, a probabilidade de encontrar sintomas moderados ou graves de acordo com a idade parece ser 3,5 vezes maior para aqueles com um volume de próstata superior a 50 cm3 em comparação com aqueles com um volume de próstata menor.

A correlação entre índices de volume e taxa urinária de volume da próstata de acordo com a escala da Associação Urológica Americana (AUA) foi de 0,185; entre índices de volume e taxa urinária de volume da próstata - 0,214 e foi de 0,35 ao comparar sintomas e índices urodinâmicos. Todas as correlações indicadas foram estatisticamente significativas

(p<0,001) devido ao grande número de pacientes inscritos no estudo.

Os autores [100,102,104], enquanto avaliam o grau de desenvolvimento da epidemiologia da HBP, salientam que é necessário um grande volume de estudos versáteis nesta direcção para uma avaliação objectiva dos numerosos ensaios clínicos em curso e para a formação de directrizes clínicas geralmente aceites para esta doença.

Os procedimentos da 4ª Consulta Internacional sobre a HBP [101] sublinham que ainda há necessidade de clarificar a definição epidemiológica de HBP, com base na qual a verdadeira prevalência da doença deve ser estabelecida [90].

1.2 Avaliação dos sintomas e da qualidade de vida em doentes com HBP

Neste momento pode considerar-se estabelecido que a causa da hiperplasia prostática é o envelhecimento do corpo e uma diminuição do nível de andrógenos, principalmente da testosterona. A patogénese da BPH baseia-se no chamado conceito estático-dinâmico: compressão mecânica da uretra com diferentes graus de obstrução infravesical e componente dinâmica - aumento do tónus da musculatura lisa da próstata e colo vesical através da irritação de α-adrenorreceptores. Quase em todas as observações DPPS há disfunção prostática acompanhada por edema dos seus tecidos [42,65,78]. Isto explica os sintomas da doença.

Ao examinar cada doente com HBP, os profissionais devem seguir o algoritmo de diagnóstico necessário, evitando, se possível, métodos de diagnóstico pouco invasivos e dispendiosos. O exame clínico, para além da avaliação do estado geral de um paciente, deve resultar num quadro claro da gravidade dos sintomas, do grau de perturbação da urodinâmica, do volume e do carácter do crescimento da próstata. Deve ser dada especial atenção à detecção do cancro da próstata (72,95,103).

Embora a BPH não seja fatal, os sintomas de disfunção do tracto urinário inferior (LUTD) reduzem significativamente a qualidade de vida dos pacientes (24,67,83). Estes sintomas são classificados como obstrutivos (devido à compressão do colo vesical e da uretra pela próstata aumentada e obstrução do fluxo urinário) e irritantes (devido a alterações na função do detrusor e do esfíncter vesical e sobreatividade de α-1-adrenorreceptores no colo vesical e uretra prostática) (4,76,91).

Os autores [13,19,22,54] analisam vários factores que afectam a qualidade de vida de um doente com BPH na presença de sintomas de disfunção do tracto urinário inferior. Assim, 71% dos pacientes notam medo do desenvolvimento do cancro da próstata, 66% notam deterioração das relações sexuais e medo de intervenção cirúrgica, 47% dos pacientes têm piorado a componente social da vida, 42% experimentam cansaço devido ao acordar à noite e quase todos os pacientes (91%) assinalam ansiedade devido ao aparecimento de outro sintoma relacionado com a idade.

Actualmente, foram propostos vários questionários especializados para descrever e avaliar sintomas e/ou qualidade de vida (67,87,92). Todos eles são concebidos para comparar pacientes antes e depois do tratamento, mas não para escolher uma opção de tratamento [43,54,69,72,90].

O Índice Internacional de Sintoma da Próstata (I-PSS) foi recomendado pela Consulta Internacional sobre BPH em 1991. O I-PSS foi baseado no sistema de pontuação de sintomas da Associação Urológica Americana (AUA). Consiste em 8 perguntas, 7 das quais abordam sintomas urinários (classificados numa escala de 5 pontos) e uma avalia a qualidade de vida (numa escala de 6 pontos). A pontuação total dos sintomas pode variar de 0 a 35, com pontuações de 1 a 7 indicando sintomatologia ligeira, 8 a 19 indicando sintomatologia moderada, e 20 a 35 indicando sintomatologia grave da doença (62).

A principal vantagem do I-PSS é a capacidade de objectivar as queixas subjectivas e o estado geral do paciente. A utilização desta escala permite objectivar as indicações para a utilização de um método particular de tratamento da HBP, bem como serve como critério de avaliação dos resultados do tratamento e do acompanhamento dinâmico.

Contudo, não se deve esquecer que o I-PSS é apenas um modelo matemático para avaliar as queixas do paciente e nem sempre reflecte a extensão do processo patológico. A táctica de tratamento final só deve ser determinada tendo em conta os resultados de um exame abrangente e a experiência de um urologista especializado [14,27,29,30].

C. J. Girman et al (1994) descobriram que os pacientes com sintomas moderados a marcados tinham 4-6 vezes mais probabilidades de relatar desconforto e um impacto negativo na qualidade de vida do que aqueles com poucos sintomas. Estas descobertas corroboraram provas anteriores [57] de que uma pontuação I-PSS de 8 ou mais separa os sujeitos sintomáticos dos não sintomáticos. Os sintomas ligeiros são pouco preocupantes para os pacientes, enquanto os sintomas moderados a graves causam distúrbios no funcionamento social (88,89). Os mesmos sintomas podem causar uma série de sintomas clínicos e perturbações no funcionamento social em diferentes pacientes (Guess et al, 1993).

De acordo com as recomendações da 4ª Consulta Internacional sobre BPH [11], a medição da pontuação cumulativa e avaliação da qualidade de vida por Os I-PSS estão incluídos na lista mínima de exames necessários em doentes com HBP.

A Escala de Sintoma Dinamarquês (DAN-PSS) demonstrou um elevado nível de fiabilidade e sensibilidade (44,78,90). Ao contrário do I-PSS, o DAN-PSS permite não só uma avaliação quantitativa mas também qualitativa de cada sintoma. De acordo com J. Pannek et al [32,39,45], o DAN-PSS é mais sensível do que o I-PSS em casos de tratamento conservador do BPH.

É de salientar o questionário SF-36 [45], que avalia o estado geral e a qualidade de vida dos pacientes. Utilizando este questionário, foi realizado um inquérito postal de 217 homens com 55 anos ou mais com PMI. O estudo mostrou que, dependendo da actividade, entre 9 e 49% dos homens com sintomas moderados a graves relataram um impacto negativo nas actividades diárias. Um aumento da gravidade dos sintomas foi acompanhado por um agravamento do estado físico geral, da actividade social e da saúde mental dos pacientes. Um aumento da preocupação com os sintomas foi associado a uma diminuição proporcional da qualidade de vida. A relação entre os resultados dos exames e o grau de ansiedade foi mais forte neste estudo do que no questionário I-PSS. Os autores sublinham que a adequação do questionário SF-36 às decisões de tratamento continua por resolver e requer mais investigação.

J. de la Rosette et al (2003) acreditam que a escala de sintomas só deve ser usada para descrever e contar os sintomas da doença e avaliar objectivamente os resultados do tratamento, mas não para escolher um tratamento para um paciente individual.

As manifestações de BPH pioram significativamente o estado de saúde mental dos pacientes. T.S. Zakharushkina et al. (2001), num exame psicométrico de 310 pacientes encontrados, todos tinham perturbações neuróticas: 53,8% dos pacientes tinham uma síndrome neurasténica, 30% tinham uma síndrome subdepressiva e 16,2% tinham uma síndrome hipocondríaca. Após tratamento com neurolépticos menores, antidepressivos e tranquilizantes, houve uma melhoria significativa do estado mental dos pacientes, mesmo com o mesmo

indicadores urológicos. Conclui-se que, influenciando a componente mental da doença, é possível melhorar a qualidade de vida dos doentes e formar neles uma atitude positiva em relação ao tratamento.

Um impacto negativo significativo na qualidade de vida dos homens que sofrem de HBP tem uma diminuição da actividade sexual [77], que a prevalência da disfunção eréctil está claramente correlacionada com a idade e é de cerca de 50% aos 50 anos, 60% aos 60 anos, 70% aos 70 anos, sendo que 72,2% dos pacientes com disfunção eréctil são pacientes com um estudo internacional em grande escala realizado em 7 países, provou a associação da disfunção sexual com a idade e a gravidade da disfunção urinária [67,72,80]. Os questionários detalhados enviados por correio foram preenchidos por 14254 homens com idades compreendidas entre os 50 e os 80 anos (idade média de 61 anos). A gravidade dos SMPS e o grau de comprometimento da função sexual foram avaliados com base em questionários padrão: I-PSS, DAN-PSS-Sex, e o Índice Internacional de Função Eéctil (IIEF). De acordo com os dados obtidos, 90% dos homens tinham vários graus de Função Erectil e apenas 11% dos inquiridos estavam sob constante supervisão médica. Os resultados do estudo permitiram-nos concluir que a actividade sexual dos homens diminui com a idade e o número de perturbações sexuais aumenta, e estas alterações são directamente proporcionais ao grau de severidade da IMC. Uma comparação destes indicadores entre homens de diferentes países - EUA, França, Alemanha, Holanda, Reino Unido, Itália, Espanha - mostrou uma identidade completa dos resultados obtidos

1.3 Princípios de tratamento para doentes com HBP

Todos os métodos de tratamento de BPH actualmente utilizados são classificados em 5 grupos [4,10,15,20]: 1) espera cautelosa (observação dinâmica); 2) tratamento medicamentoso: 3) terapias não operatórias; 4) terapias assistidas por laser; 5) terapias operatórias.

A escolha do método de tratamento depende de muitos factores médicos, económicos e sociais, principalmente a eficácia do tratamento, a sua duração, custo e disponibilidade do método, bem como a experiência do médico e a preferência do doente [20,22,32,44]. A estratégia de tratamento deve ser baseada numa abordagem individualizada. A qualidade de vida do paciente antes do tratamento, a gravidade dos sintomas, e a medida em que interferem com a capacidade de funcionamento do paciente (71,74,78,92) devem ser tidas em conta.

Os autores [34,46] acreditam que a actual escolha de tratamento para a HBP é influenciada por uma série de factores: não só as indicações médicas, mas também as oportunidades económicas para os doentes e o Estado, o custo de vários tratamentos, e o baixo conhecimento dos doentes sobre os métodos de tratamento existentes e a publicidade de estratégias de tratamento concorrentes são importantes.

O crescimento do envelhecimento da população mundial, por um lado, e a melhoria dos métodos de tratamento, por outro, levam a um aumento significativo do custo de tratamento de pacientes com HBP, enquanto o orçamento dos cuidados de saúde é limitado. A este respeito, tornou-se necessário considerar indicadores económicos para justificar o método de tratamento mais racional, tanto em termos de economia de custos para o Estado como em termos de melhoria da qualidade de vida do paciente [66]. Como correctamente assinalado [89,90], a escolha errada do método de tratamento pode levar a uma cascata de intervenções terapêuticas com o consequente impacto na qualidade de vida do paciente e no custo do tratamento.

Ao calcular os custos de tratamento são analisados os seguintes tipos de custos: médicos directos, indirectos e intangíveis [77,92,100].

Os custos directos incluem o custo do exame (incluindo testes laboratoriais), medicamentos, intervenção cirúrgica, e o custo dos dias de cama se o paciente for hospitalizado. Os custos directos representam 70 a 80% de todos os custos [104].

Os custos indirectos são muito mais difíceis de contabilizar. Referem-se a custos de transporte, dias de trabalho perdidos, e despesas imprevistas do paciente e da família. Em geral, são responsáveis por 20 a 30% de todos os custos.

O terceiro grupo de custos é declarado, mas não é contabilizado de forma alguma. Os custos intangíveis (intangíveis), ou os chamados custos ocultos, são dor, sofrimento do paciente e dos seus familiares, vários efeitos indesejáveis [11,45,49,56,69]. Neste caso, o Estado também perde alguma parte do produto interno bruto [46].

A Associação Europeia de Urologia organizou o estudo TRIUMPH (Trans *European Research in the Use of Management Policies for LUTS*

Suggestive on BPH in Primary Healthcare). O estudo foi concebido para responder a uma série de questões: como progridem os sintomas, quantos pacientes são operados, e se os resultados farmacoeconómicos podem melhorar como resultado do tratamento. O estudo foi iniciado em 6 países europeus: França, Alemanha, Reino Unido, Itália, Polónia e Espanha [67,78]. Foram analisadas bases de dados de médicos de cuidados primários em todos os países. Foram investigados sintomas na escala I-PSS, progressão da doença, e escolhas de tratamento em 58260 homens com 45 anos ou mais com BPH sintomática. A análise económica dos custos de tratamento teve em conta o custo das visitas, testes de diagnóstico, prescrições de medicamentos, procedimentos cirúrgicos, etc. Foi utilizada uma "perspectiva social" na determinação dos custos de tratamento de BPH, examinando os custos reais e não as taxas, incluindo tempo, medicamentos, ocupação de camas hospitalares, e custos em outras áreas sociais relacionadas com BPH. Os planos futuros são de criar modelos económicos de saúde específicos para cada país.

O tratamento cirúrgico é o método mais caro de tratamento de BPH em termos de custos directos a curto prazo; a monitorização dinâmica é a menos dispendiosa (Quadro 1.1).

Quadro 1.1.

Custos directos do tratamento de BPH nos Estados Unidos (McConnell J. et al., 1994)

Método de tratamento	Tratamento do Ano 1	Durante os próximos dois anos.
Vigilância dinâmica	1162	640
A-adrenoblockers	1395	845
Finasteride	1326	778
TUR da próstata	8606	360
Adenomectomia	8606	360

(Todos os montantes monetários estão em dólares americanos).

De acordo com J. McConnell et al (1994), as falhas de tratamento de doentes com HBP por diferentes métodos a 5 anos de seguimento são:

- em observação dinâmica - 38%;

- ao utilizar o α-adrenoblockers - 23%;

- quando tratados com finasterida, 27%;

- para a TUR da próstata, 10%;

- para uma adenomectomia, 2%.

Tendo em conta o acima exposto, torna-se claro o papel económico de um exame devidamente organizado e de uma selecção clinicamente eficaz dos pacientes para um determinado tipo de tratamento. Neste caso, algum aumento do custo na fase de exame preliminar é bastante compensado pelos resultados bem sucedidos do tratamento subsequente (Lopatkin H.A. et al., 1999).

Os autores [33,45,78] propuseram uma metodologia abrangente para a selecção e gestão de pacientes com HBP baseada na automatização da abordagem de diagnóstico e na construção de um modelo lógico de tomada de decisão para a escolha de tácticas de tratamento. Na primeira fase, são seleccionados pacientes com sintomas do tracto urinário que não pertencem ao grupo de alto risco (sem perturbações circulatórias cerebrais, doenças neurológicas, formas graves de diabetes mellitus). Para o grupo de alto risco, é utilizado um regime de tratamento diferente. Na segunda fase, é determinado o grau de gravidade dos sintomas de BPH. Esta fase inclui o autodiagnóstico do paciente, formação de uma pontuação de sintoma e determinação da fase da doença. Um subsistema de resolução de regras formalizadas com base nos valores dos indicadores que descrevem a condição de um determinado doente é utilizado para seleccionar o tipo de tratamento. O subsistema inclui três blocos: o primeiro - a escolha do tratamento (cirúrgico ou conservador); o segundo - a escolha do método de tratamento conservador (medicamentos, métodos térmicos, tratamento combinado); o terceiro - recomendações para a escolha do método de tratamento cirúrgico. Os resultados positivos obtidos - 91% de confirmação do tipo de tratamento escolhido permitiram aos autores concluir que o método proposto é promissor.

1.4 Vigilância dinâmica

O acompanhamento dinâmico não envolve tratamento médico ou cirúrgico: uma táctica de "espera vigilante" é aplicada ao paciente. A taxa de retenção anual de doentes com HBP é de cerca de 85%); isto cai para 64% num período de 5 anos, com os restantes 36% a necessitarem de tratamento (30). O risco de efeitos adversos graves é baixo: como demonstrado num estudo da R. C. Flanigan et al (1998), a proporção de doentes moderadamente sintomáticos que desenvolvem retenção urinária aguda não excede 3,6-7%. Globalmente, a probabilidade de um mau resultado é baixa.

O acompanhamento dinâmico é indicado em pacientes sem

alterações no exame inicial que têm queixas mínimas (I-PSS pontuação 0-7) que não afectam a qualidade de vida (McConnell J. D. et al. 1994).

A utilização de monitorização dinâmica está correlacionada com o curso natural da doença (78,90,99). Na maioria dos pacientes, os sintomas não se agravam com o tempo. Num estudo retrospectivo de A. Ball e outros (1981), até *90%* dos pacientes não necessitaram de qualquer tratamento, e cerca de um terço (32%) deles mostraram até alguma melhoria nos seus sintomas.

Um estudo de um grupo de pacientes à espera de cirurgia mostrou que, ao longo de uma média de 3 anos, 70% não tiveram alterações nos sintomas e 12% tiveram uma melhoria [23,56,72]. A situação permanece estável na maioria dos pacientes, mas 30-48% deles mostraram uma redução significativa dos sintomas mesmo com um acompanhamento a longo prazo [73,79,81,94].

A análise económica mostra que o custo da monitorização dinâmica dos pacientes com HBP é 2 vezes inferior ao custo total do tratamento cirúrgico e médico combinado (Batoga E., 1996).

1.5 Tratamento médico

Os medicamentos ocupam o lugar mais importante na estrutura de tratamento dos doentes com BPH. De acordo com E.B. Mazo e M.N. Belkovskaya

(2001), no século XXI, os doentes com BPH serão tratados predominantemente com medicamentos que asseguram uma elevada qualidade de vida. Mesmo actualmente, segundo peritos estrangeiros, cerca de 80% dos doentes com HBP são submetidos a tratamento medicamentoso da doença e apenas 20% são submetidos a cirurgia e outros métodos de tratamento não medicinais.

É importante ter em mente que os custos indirectos e ocultos do tratamento médico da HBP são significativamente inferiores aos de outras modalidades, uma vez que normalmente não está associado à incapacidade, evita o stress da cirurgia e é psicológica e socialmente mais confortável para o paciente e a sua família (3). É por isso que, como foi demonstrado por MacConnel et al (1994), o tratamento medicamentoso é escolhido por 88% dos pacientes com sintomas ligeiros, 82% com sintomas moderados, e 45% com sintomas graves da doença.

A terapia com medicamentos é indicada para: 1) em doentes com HBP não complicada; 2) quando os doentes recusam tratamento cirúrgico, se este estiver indicado; 3) no período pós-operatório quando a função detrusora da bexiga é insuficiente; 4) na presença de contra-indicações absolutas para o tratamento cirúrgico [67].

Os autores [4] identificaram indicações para farmacoterapia em 87% dos pacientes da DGTZ tratados em hospitais urológicos de Moscovo. Ao mesmo tempo, 57% dos pacientes tinham indicações médicas para farmacoterapia, e 30% tinham indicações sociais (recusa de tratamento cirúrgico ou contra-indicações absolutas).

De acordo com a classificação moderna, o tratamento medicamentoso da BPH inclui 7 grupos de medicamentos [56,78,99]: 1) 5-α inibidores de redutase 5-α-inibidores de redutase; 2) α-adrenoblockers; 3) agentes hormonais; 4) agentes fitoterapêuticos; 5) antibióticos polifármacos; 6) agentes citostáticos; 7) medicamentos para tecidos.

Os autores (23) sugerem que a escolha de drogas deve basear-se em dois parâmetros: obstrução infravesical e alargamento da próstata. Os doentes com obstrução infravesical significativa e um pequeno aumento do volume da próstata devem ser tratados comadrenoblockers α (alfuzosina, doxazosina, terazosina, tamsulosina, etc.). Esta escolha deve-se à capacidade comprovada dos medicamentos neste grupo para aumentar significativamente a taxa de fluxo de urina sem reduzir o volume da próstata, o que não é o objectivo nesta categoria de pacientes. Em pacientes em que um pequeno aumento da glândula prostática é combinado com sinais moderados de obstrução infravesical, os autores recomendam a terapia com preparações de origem herbal. Finalmente, em pacientes com um aumento considerável da próstata em combinação com sintomas moderados de obstrução obstrutiva, pode ser aplicada com sucesso a terapia com bloqueadores de 5-α-reductase, cuja acção resulta principalmente na redução do tamanho da próstata com uma influência ligeiramente menos pronunciada nos sintomas irritantes. O representante clássico deste grupo farmacológico é o finasteride (Proscar). As recomendações [10,27,78,100] são coerentes com os resultados [14,36,49,89] e [90]. Quando a doença subjacente é combinada com prostatite crónica concomitante ou pielonefrite crónica A.E. Lukyanov (2004) recomenda a utilização de terapia bioregulatória com prostatileno.

O colectivo de autores [89,91] concluiu que é aconselhável tomar Proscar em pacientes com HBP durante um ano continuamente, e em muitos pacientes por um período mais longo. Sabe-se que a acção do medicamento é dirigida à componente mecânica da obstrução e está associada à redução do volume da próstata;

A redução do volume só pode ser julgada de forma fiável no final do primeiro ano de tratamento. Isto coloca os aspectos económicos da finasterida (Proscar) em primeiro plano.

O estudo europeu TRIUMPH mostrou que de 1992 a 1998 os médicos prescreveram intensivamente finasterida e os novos α-adrenoblockers: alfuzosina, doxazosina, terazosina, tamsulosina, prazosina a doentes com BPH sintomática. Em 1998. 50% de todas as prescrições de medicamentos eram α-adrenoblockers, 35% eram ervas medicinais, e 15% eram finasteride [100].

Do ponto de vista da eficácia clínica e económica de um determinado medicamento, é importante considerar a frequência, natureza e gravidade dos eventos adversos que ocorrem durante a sua utilização. Esta questão é mais relevante para o grupo de α-adrenoblockers e diz respeito principalmente ao efeito no sistema cardiovascular e na pressão sanguínea. Ao mesmo tempo, a sua divisão em medicamentos hemodinamicamente activos (cardura, hightrin e parcialmente dαz) e medicamentos pouco activos (omnic) é bastante fundamental [107] considerar economicamente preferível o uso de medicamentos hemodinamicamente pouco activos (omnic) em comparação com outros α-adrenoblockers, especialmente em pacientes idosos com doenças cardiovasculares concomitantes e hipertensão arterial. Esta visão é consistente com a de outros investigadores [104,105].

As preparações à base de plantas são amplamente utilizadas no tratamento de doentes com HBP [34,78,89]. A eficácia dos fitoesteróis é principalmente determinada pelo conteúdo de fitoesteróis [1,15,78,90].

Para justificar o uso de fitoterapia para a R. BPH. Berges et al. (2003) citam a posição de urologistas alemães que têm uma vasta experiência na utilização de fitoterapias produzidas na Alemanha. Quando um paciente com BPH consulta pela primeira vez um urologista, o médico dá preferência, em primeiro lugar, a uma fitopreparação tanto em termos de factor económico como de efeito terapêutico positivo num certo número de pacientes. Para este fim na Alemanha utilizam extractos de ameixa anã, camomila, raiz de urtiga, pólen de centeio, semente de abóbora, etc. (geralmente em combinação entre si). (geralmente em combinação entre si). Numerosos estudos demonstram os mecanismos de acção da fitoterapia: anti-inflamatório, anti-inflamatório, anti-inflamatório, antiedematoso, antiespasmódico, na fase de discussão -

antiproliferativo e antiandrogénico.

A droga herbal mais popular e amplamente utilizada é a permixona, um extracto de palmeira anã (Serenoa repens), que é atribuída a numerosos mecanismos de acção, incluindo a inibição da 5-α-reductase e efeito anti-estrogénico [33], a droga tem um poderoso efeito anti-edema. Thadspan (Pygeum africanum) tem o mesmo efeito [44,89,107].

A avaliação de novos medicamentos tem em conta não só a sua eficácia clínica mas também a sua relação custo-eficácia.

Quadro 1.2

Custo de um dia de tratamento para BPH com diferentes medicamentos

A droga	Dose, mg	Custo (dólares dos Estados Unidos)
PROSCAR	5	2,10
PERMIXON	320	0,72
TADENAN	100	1,20
α-ADRENOBLOCATORES	8	1,96
CARDURA	4	0,98
DAZ	5	1,13
HAITRIN	5	1,29
OMNIC	0,4	1,50

Os autores [56,72,77,89] salientam que o custo dos medicamentos essenciais para o tratamento da BPH varia consideravelmente.

Assim, os cálculos [1] mostraram que o custo do tratamento medicamentoso da HBP com vários medicamentos na Rússia varia dentro de uma gama bastante ampla. Os autores salientam que uma política de preços flexível das empresas, por um lado, e uma organização adequada do fornecimento de medicamentos, por outro, pode reduzir significativamente os custos tanto das autoridades oficiais como da população para o tratamento medicamentoso da BPH e, consequentemente, criar pré-requisitos para a expansão deste segmento do mercado farmacêutico no futuro.

Uma análise económica [19, 29, 54, 78, 100] mostrou que em Moscovo as despesas com a compra de medicamentos para tratamento de BPH podem atingir 60% do financiamento total de uma instituição hospitalar. Nesta base, o autor conclui que a compra de medicamentos por hospitais urológicos é inapropriada e que a terapia medicamentosa de pacientes com HBP deve ser realizada apenas em regime ambulatório.

1.6 Tratamentos não operatórios

Os tratamentos não cirúrgicos para pacientes com BPH incluem stents uretrais, dilatação uretral posterior com balão, técnicas térmicas endoscópicas, uma combinação de dilatação com balão e termoterapia, e ablação extracorporal. Os métodos de tratamento assistido por laser para pacientes com BPH incluem a coagulação laser sem contacto (incluindo ablação visual a laser da próstata e a prostatectomia transuretral guiada por ultra-sons), vaporização laser de contacto, e ablação fotodinâmica [78].

As técnicas térmicas são uma linha independente de terapia para a HBP; em alguns casos, podem ser consideradas uma alternativa à intervenção cirúrgica, desde que não haja indicações absolutas de cirurgia (104). As vantagens especiais destes métodos são atraumáticas ou de baixo traumatismo, a possibilidade de utilização repetida, que é importante tanto para os pacientes idosos como para os relativamente jovens em termos de prevenção de complicações na esfera sexual (Kriboborodov G.G., Imamov O.E., 1995).

Um estudo [107] demonstrou uma elevada eficiência médica e económica da termoterapia BPH em comparação com a intervenção cirúrgica - uma adenomectomia transuretral de fase única. Foi observada uma melhoria clínica objectiva durante a termoterapia DPH em 81,0% dos pacientes, e após adenomectomia - em 65,4% dos pacientes. A duração média da estadia de um paciente numa cama em termoterapia foi de 6,4+1,4 dias, após adenomectomia - 21,8+3,5 dias (as diferenças são estatisticamente fiáveis). Se após a adenomectomia tradicional houver frequentemente uma complicação tão grave como hemorragia do leito do adenoma, então após a termoterapia o efeito secundário mais frequente foi apenas o espasmo involuntário da bexiga, que foi rapidamente interrompido por antiespasmódicos. Os autores [77,79,89] confirmam também a elevada relação custo-eficácia da termoterapia em comparação com as intervenções cirúrgicas e a laser.

Chegou-se a uma conclusão diferente por [22,51,67]: ele acredita que embora o custo de executar técnicas térmicas seja baixo, a sua eficácia médica é baixa.

Nos últimos anos, as tecnologias laser têm sido aplicadas com sucesso no tratamento de pacientes com BPH [90].

1.7 Tratamento cirúrgico

Três intervenções cirúrgicas principais são actualmente utilizadas para BPH: ressecção transuretral (TUR) da próstata (que representa cerca de 95% de todas as cirurgias), ipsecção prostática e adenomectomia aberta. A prostatectomia perineal é menos comummente utilizada. A escolha da técnica cirúrgica depende principalmente do tamanho da próstata: J. de la Rosette et al. (2003) recomendam incisão incidental da próstata para prostatos pequenos, TUR para aumento moderado da próstata, e adenomectomia aberta para aumento grande da próstata.

As indicações absolutas para cirurgia são complicações da HBP: retenção urinária intratável, infecção recorrente do tracto urinário, hematúria recorrente, insuficiência renal, pedras na bexiga. O tratamento cirúrgico é indicado em 31% dos pacientes com HBP, enquanto 61% destes pacientes têm indicações para intervenções cirúrgicas abertas, em 25% - para cirurgias endoscópicas.

Foi demonstrado [11,56,89,101] que os pacientes com uma linha de base baixa I-PSS a eficácia do tratamento cirúrgico é insignificante, e pelo contrário, os pacientes com um elevado nível de I-PSS pré-operatório têm um melhor efeito sintomático. Os autores [41] recomendam a inclusão de agentes psicotrópicos para a correcção de doenças neurasténicas, depressivas e hipocondríacas no esquema de tratamento dos pacientes. Esta abordagem é também eficaz na gestão pós-operatória dos pacientes: a terapia destinada à normalização do estado mental pode melhorar a eficácia do tratamento e o grau de satisfação com o mesmo em quase 90% dos pacientes operados.

O tratamento cirúrgico de doentes com HBP resulta numa melhoria subjectiva e objectiva significativa [56]. A taxa de fracasso das intervenções cirúrgicas não excede 10% [11]. Actualmente, como referido [83, 90], o desenvolvimento de técnicas cirúrgicas, equipamento endoscópico e avanços na anestesiologia permitiram aumentar significativamente a segurança do tratamento cirúrgico e diminuir o número de complicações. A este respeito, as indicações para o tratamento cirúrgico de pacientes com HBP podem ser significativamente expandidas. Em particular, a adenomectomia não está contra-indicada em comorbidades tão graves como a doença coronária (incluindo cardiosclerose pós-infarto), distúrbios cerebrovasculares, tromboembolismo da artéria pulmonar, diabetes mellitus, etc., desde que a compensação ou subcompensação da patologia concomitante e a terapia intensiva pré e pós-operatória sejam alcançadas [44,87]. Em vários casos, a prostatectomia a laser é uma alternativa segura à cirurgia convencional em pacientes com patologia concomitante [33].

A análise dos custos do tratamento cirúrgico de pacientes com BPH mostrou que cerca de 80% são custos médicos directos. Até 705 custos directos são incorridos directamente para intervenção cirúrgica, 15% - exame pré-operatório, e 15% - observação e tratamento do paciente no prazo de 1 ano após a cirurgia. Os custos intangíveis no tratamento cirúrgico da BPH podem atingir 30% devido ao desenvolvimento de sofrimento adicional relacionado com as complicações do tratamento [107].

Apesar da elevada eficácia das técnicas cirúrgicas, não se pode ignorar a elevada percentagem de complicações pós-operatórias tanto de natureza inflamatória como de diminuição da função sexual, bem como de 1,5% de mortalidade [2,6,16]. De acordo com D.E. [21], nos hospitais urológicos, o número total de complicações após intervenções cirúrgicas abertas é em média de 18,8%, após intervenções endoscópicas - 12%; mortalidade - 2,7% e 2,4%, respectivamente. O facto de que a cirurgia requer hospitalização e conduz a incapacidade temporária também contribui para o aumento dos custos [44].

As fontes de financiamento de diferentes métodos de tratamento cirúrgico de BPH na Rússia são diferentes. Assim, segundo os cálculos [50,55,63], o custo directo do tratamento de BPH por adenomectomia aberta foi de aproximadamente 3.500 USD. Ao mesmo tempo, a adenomectomia e o tratamento subsequente são realizados à custa de um seguro médico obrigatório baseado no custo de operação de 1050 rublos (cerca de 55 USD). (cerca de 55 USD), o que claramente não corresponde aos custos reais das instituições médicas. O custo da ressecção transuretral da próstata nas principais clínicas urológicas do país é, em média, o equivalente a 2500 USD. No entanto, o custo da TUR é reembolsado por um seguro de saúde voluntário ou por fundos pessoais. Se os custos directos forem considerados iguais a 75% do custo total do tratamento, o custo total da adenomectomia e dos cuidados de seguimento é de cerca de $4.700 e o da TUR é de $3.300.

Análise económica da relação custo-eficácia realizada por D.E. Kaisarov (2001) mostrou que o tratamento cirúrgico pelo método TUR é o mais racional a realizar em doentes de todos os grupos etários, excepto na idade de 60-64 anos. Neste grupo etário, a protatectomia aberta é mais razoável. O autor considera que a realização de intervenções cirúrgicas em duas fases é economicamente inapropriada. O método TUR é o menos dispendioso para o tratamento de BPH nos doentes com menos de 60 anos de idade. Os resultados da análise de "custo-eficácia incremental" mostraram o aumento do custo do tratamento TUR em 1,67 vezes após os 60 anos de idade.

Analisando as questões económicas do tratamento da BPH [10] chega-se a uma conclusão justa de que hoje é tempo de falar sobre a combinação dos esforços dos médicos, investigadores e empresas farmacêuticas para desenvolver e alterar o financiamento do tratamento desta doença socialmente significativa.

A análise da literatura mostra que os investigadores nacionais e estrangeiros mostram um interesse considerável na epidemiologia da HBP, avaliação da qualidade de vida dos doentes, melhoria dos métodos de diagnóstico e tratamento. É proposto um grande número de vários métodos de tratamento, é analisada a sua eficiência clínica e económica.

Com base nos dados da literatura, pode-se concluir que em condições modernas a correcta organização do exame, a selecção clínica e economicamente justificada dos pacientes para um determinado tipo de tratamento torna-se especialmente importante.

§ 2 ANÁLISE DA INCIDÊNCIA DE DISPEPSIA DE ACORDO COM OS CUIDADOS AMBULATORIAIS

Para o planeamento e organização racional dos cuidados médicos para pacientes com várias doenças, é importante estudar a prevalência de tais doenças e a procura de cuidados ambulatórios por parte desses pacientes. Naturalmente, a análise da prevalência de quaisquer doenças apenas com base nos dados sobre a procura de cuidados médicos é algo limitada. Este nível depende em grande parte da disponibilidade de cuidados ambulatórios para a população, do grau de exaustividade do registo e registo das doenças detectadas, da qualificação médica e do material e equipamento técnico das instituições ambulatórias e policlínicas. Muitas doenças durante muito tempo estão escondidas, o que não leva o paciente a ir ao médico, e para algumas doenças, a que pertence e para a BPH alguns pacientes durante algum tempo envergonhados em procurar ajuda médica. Portanto, é claro, um quadro mais exacto da epidemiologia das doenças não transmissíveis dá um exame médico completo da população. Como é sabido, os exames médicos são mais fáceis de realizar entre as populações organizadas: estudantes, trabalhadores, militares. Mas a BPH, tendo a sua prevalência em diferentes grupos etários de homens, é ainda a mais típica para os idosos e senis, ou seja, para os não trabalhadores. A este respeito, estudámos o atendimento anual de doentes com HBP na policlínica.

A incidência anual de BPH por 1.000 homens foi, em média, de 20,3. A prevalência da apresentação de BPH aumenta naturalmente progressivamente com o aumento da idade: de 4,8%o com menos de 40 anos de idade para 40,3%o com 75 anos de idade ou mais.

De acordo com a prevalência da HBP em diferentes grupos etários, a proporção de doentes com HBP no número total dos que se candidataram a cuidados ambulatórios aumenta visivelmente com a idade dos doentes.

Entre todos os doentes com HBP registados na policlínica básica, a percentagem de homens com menos de 40 anos é de apenas 5,8%, a percentagem de doentes com 40 a 59 anos é de 16,3% e a parte principal dos doentes com HBP (77,9%) é idosa e senil, incluindo a maior parte (40,7%) de idosos: 75 anos ou mais.

Devido a esta distribuição dos doentes por grupo etário, a idade média dos doentes com HBP é de 68,7 anos (m=+0,84 anos).

De acordo com a incidência específica da HBP por idade, a grande maioria destes pacientes (74,4%) pertence à população não trabalhadora e apenas 25,6% ou ainda estão em idade activa ou ainda estão a trabalhar. Naturalmente, a proporção de pacientes trabalhadores e não trabalhadores varia significativamente em diferentes grupos etários de pacientes. Enquanto no grupo de pacientes com menos de 40 anos todos os 100,0% estão a trabalhar, no grupo etário mais velho (75 anos ou mais) a maioria absoluta (98,8%) já não trabalha, como é óbvio.

Quadro 2.1

Distribuição dos doentes com HBP de diferentes idades pelo seu estatuto social (como percentagem do total)

Estatuto social	Idade				
	até aos 40 anos de idade	40-59 anos de idade	60-74	75 anos de idade ou mais	Total
A trabalhar	100 ,0	97,3	9,1	1,2	25,6
Reformados	-	2,7	90,9	98,8	74,4
Total	100,0	100,0	100,0	100,0	100,0

A maioria absoluta (97,3%) dos pacientes no grupo etário dos 40-59 anos também trabalha naturalmente, e entre os pacientes idosos (60-74 anos) a maioria (90,9%) já está reformada, embora neste grupo etário quase a cada 10 anos (9,1%) ainda esteja a trabalhar.

A situação social dos pacientes com HBP é de interesse principalmente em termos da situação financeira destes pacientes, uma vez que a grande maioria dos medicamentos disponíveis, permitindo que estes pacientes evitem frequentemente a intervenção cirúrgica, são muito caros nas farmácias.

Do número total de contactos durante o ano (casos de cuidados ambulatórios), a maioria absoluta (88,6%) foi responsável pelo registo de doenças crónicas de BPH (43,6%) e de doenças crónicas de insuficiência renal crónica (45,0%), enquanto que as doenças recentemente detectadas foram responsáveis por uma proporção nitidamente inferior (11,4%). Em diferentes grupos etários, a proporção de doenças já conhecidas, e ainda mais na fase de exacerbação, bem como as registadas pela primeira vez, está sujeita a flutuações muito notórias.

Quadro 2.2

Distribuição de doentes com HBP de diferentes idades pela natureza
da doença (em percentagem do total)

A natureza da doença	Idade				
	até aos 40 anos de idade	40-59 anos de idade	60-74	75 anos de idade ou mais	Total
Primeiro identificado	100,0	21,6	5,2	2,3	11,4
Crónica	-	46,0	58,4	34,5	43,6
Insuficiência renal crónica	-	32,4	36,4	63,2	45,0
Total	100,0	100,0	100,0	100,0	100,0

No grupo de pacientes de idade jovem (até aos 40 anos de idade) absolutamente todos os 100,0%) dos pacientes referidos foram registados pela primeira vez. No grupo de doentes com 40-59 anos de idade, a percentagem dos registados pela primeira vez é de 21,6%, e os restantes são doentes crónicos previamente detectados, (46,0%) ou doentes com doenças crónicas renais crónicas (32,4%). Com o aumento da idade, a percentagem de doenças recentemente registadas (detectadas) diminui acentuadamente: até 5,2% entre os doentes idosos e 2,3% - entre os doentes senis. Ao mesmo tempo, com o aumento da idade, a percentagem de doentes que procuram cuidados ambulatórios devido a doença crónica renal crónica ou, mais precisamente, estamos a falar da exacerbação das complicações da doença principal ou doença relacionada, que estão associadas ao sistema urogenital, aumenta acentuadamente. Se entre os doentes jovens (pessoas com menos de 40 anos de idade) não existem quaisquer doentes deste tipo, então com o aumento da idade a percentagem destes doentes aumenta significativamente: de 32,4% entre os doentes com 40-59 anos de idade para 36,4% entre os idosos e 63,8% entre os senis.

Quadro 2.3

Distribuição de doentes com HBP com estatuto social diferente de acordo com a natureza da doença (como percentagem do total)

Estatuto social	A natureza da doença			
	Primeiro identificado	Curso Crónico	Exacerbação do curso de crónica	Total
A trabalhar	42,6	37,0	20,4	100,0
Reformados	0,6	45,9	53,5	100,0
Total	11,4	43,6	45,0	100,0

Obviamente, o pico de ocorrência de BPH e das primeiras visitas a um médico para esta doença ocorre no período de idade até aos 60 anos. Entre todos os pacientes registados pela primeira vez durante o ano que procuraram cuidados ambulatórios, 41,7% têm menos de 40 anos, outros 33,3% - de 40 a 59 anos, e as pessoas com 60 anos ou mais representam apenas 25,0%, embora no total de pacientes com HBP, é claro, a grande maioria dos pacientes desta idade represente 77,9%. Assim, no período pós-aborto, a HBP é também registada pela primeira vez, mas já num número incomparavelmente menor: apenas 16,7% dos primeiros casos registados (detectados) são pessoas idosas e apenas 8,3% são pacientes idosos. Por conseguinte, a natureza da doença tem diferenças significativas em indivíduos com estatutos sociais diferentes.

A maioria dos indicadores que caracterizam os pacientes com HBP que procuram cuidados ambulatórios e a sua presença em clínicas ambulatórias são determinados pela presença de complicações de HBP ou doenças concomitantes associadas ao sistema urogenital. Sabe-se que os sintomas e a evolução clínica da HBP são significativamente afectados pelas complicações da doença: retenção urinária aguda, que ocorre mais frequentemente na segunda fase da doença, mas também pode ocorrer na primeira fase, hematúria, pedras na bexiga, pielonefrite, cistite, uretrite, prostatite, orquiepidimite, insuficiência renal crónica.

Quadro 2.4

Distribuição das visitas a doentes com HBP com diferentes tipos de doença por diagnóstico de complicação (como percentagem do total)

A natureza da doença	Complicações				
	sem complicações	cistite	jade	cistite e pielonefrite	Total
Primeiro identificado	54,2	45,8	-	-	100,0
Crónica	40,2	44,6	2,2	13,0	100,0
Insuficiência renal crónica	15,8	43,2	1,0	40,0	100,0
Total	30,8	44,1	1,4	23,7	100,0

Do número total de pacientes registados na policlínica com HBP 54,6% não têm complicações da doença subjacente, e 45,4% têm várias complicações. Assim, quase todos os 3 pacientes (32,6%) sofrem de cistite, uma pequena parte dos pacientes tem nefrite (2,3%), e todos os 10 pacientes (10,5%) sofrem de cistite e pielonefrite.

A análise das visitas a tais pacientes mostrou que apenas 30,8% de todas as visitas foram realizadas por pacientes sem complicações registadas, quase metade das visitas foram realizadas por pacientes com HBP que tinham cistite, e quase 1/4 parte (23,7%) tinha cistite e pielonefrite.

É óbvio que frequentemente a BPH é detectada e registada pela primeira vez precisamente em relação à visita do paciente a um médico, devido a uma complicação da doença subjacente. Assim, entre os pacientes registados pela primeira vez, apenas 54,2% das visitas são pacientes sem quaisquer complicações do sistema geniturinário e 45,8% das visitas são pacientes com HBP com cistite. Entre os doentes com HBP com o carácter de doença crónica não se registam complicações apenas em 40,2% das visitas, e entre os doentes com insuficiência renal crónica - apenas em 15,6% das visitas. Naturalmente, a nefrite como uma complicação da HBP é registada muito raramente, portanto a percentagem de visitas de doentes com tal complicação faz uma parte muito pequena no grupo de doentes já com doença crónica: 1,0-2,2%. Ao mesmo tempo, cistite e pielonefrite em doentes com doença crónica são notadas em 13,0%, e em doentes com insuficiência renal crónica - em 40,0%.

É bastante lógico supor que a proporção de doentes com HBP a ter complicações aumenta com a idade dos doentes. De facto, se no grupo dos pacientes mais jovens (até aos 40 anos de idade) as complicações forem registadas em apenas metade (50,0%) de todas as visitas de pacientes, no grupo de pacientes idosos 59,7%, e no grupo de pacientes senis já 74,7% das visitas foram feitas por pacientes com HBP com várias complicações.

Quadro 2.5

Distribuição das visitas a doentes com HBP de diferentes idades através
do diagnóstico de complicações da doença subjacente (como uma
percentagem do total)

Aplicação	Idade						
	Até 40 anos de idade	40-59	60-74	75 e mais	Total	M	m±
Não complicações	50,0	18,9	40,3	25,3	100,0	66,57	0,76
Cistite	50,0	67,6	31,1	44,8	100,0	67,29	0,70
Jade	-	-	3,9	-	100,0	68,00	0,01
Cistite e pielonefrite		13,5	24,7	29,9	100,0	74,04	0,53
Total	100,0	100,0	100,0	100,0	100,0	68,68	0,84

No entanto, os pacientes com idades compreendidas entre os 40-59 anos fazem alguma excepção: entre eles apenas 18,9% das visitas não foram acompanhadas pelo registo de complicações da doença subjacente. Aparentemente, isto deve-se ao facto de os pacientes em idade activa, devido à necessidade de um certificado de incapacidade para o trabalho, terem de visitar um médico com mais frequência do que os pacientes com incapacidade para o trabalho, que não precisam de registar o seu documento de incapacidade temporária. A propósito, a idade média dos pacientes sem complicações de BPH é ligeiramente inferior (66,57 + 0,76 anos) do que a dos pacientes com várias complicações. Além disso, quanto mais grave for a complicação, mais elevada é a idade média desses pacientes. Assim, no grupo de pacientes com cistite e pielonefrite a idade média é de 74,04±0,53 anos. A diferença de idade média em pacientes com cistite e pielonefrite e naqueles sem complicações é estatisticamente

39

significativa: 1=8,0, P<0,001. A proporção de doentes com cistite e pielonefrite cresce visivelmente com o aumento da idade dos doentes: de 13,5% em doentes com idades compreendidas entre os 40-59 anos para 24,7% - em doentes idosos e 29,9% - em doentes idosos. Entre os doentes BPH das faixas etárias de trabalho o principal lugar entre as complicações é ocupado pela cistite, que tem 50,0% dos doentes até aos 40 anos de idade e 67,6% dos doentes dos 40-49 anos de idade.

A presença de urolitíase (CID) como doença concomitante (ou complicação da doença principal) desempenha um papel importante no curso da doença de BPH e o seu impacto no funcionamento dos rins. A formação de hemograma nestes doentes está associada e condicionada pelo desenvolvimento da HBP. Do número total de pacientes com BPH registados durante o ano na clínica ambulatorial, quase 2/3 (62,8%) têm CDI e apenas 37,2% dos pacientes com BPH não têm CDI ao mesmo tempo.

A proporção de pacientes com CDI aumenta claramente com a idade dos pacientes.

Proporção de doentes com HBP de diferentes idades com urolitíase

(percentagem do total)

urolitíase	Idade				Total
	Até 40 anos de idade	40-59	60- 74	75 anos de idade ou mais	
Confira	-	45,9	79,2	81,6	62,8
Não	100,0	54,1	20,8	18,4	37,2
Total	100,0	100,0	100,0	100,0	100,0

Assim, entre os pacientes de idade jovem (até 40 anos) não há absolutamente nenhum paciente diagnosticado com CDI. No entanto, mesmo no grupo de doentes com HBP 40-59 anos de idade cerca de 1/2 (45,9%) sofrem de CDI juntamente com BPH. A maioria absoluta dos pacientes idosos (79,2%) para além da HBP também sofrem de urolitíase, enquanto 81,6% dos pacientes com 75 ou mais anos de idade têm esta condição.

É claro que nos doentes com BPH é frequentemente difícil diferenciar o CDI entre uma doença concomitante e uma complicação da doença subjacente, e estamos obviamente a falar apenas da fase da doença subjacente.

Do número total de pacientes registados com BPH, apenas 12,3%
não têm nem as complicações acima mencionadas nem doenças
concomitantes sob a forma de CDI. A parte principal - mais de metade
(52,1%) tem apenas IBC, 17,1% tem apenas complicações (cistite, nefrite,
cistite e pielonefrite), e 18,5% tem qualquer uma das complicações e
urolitíase acima referidas. Aparentemente, estes são pacientes com as -
fases mais avançadas da doença.

Para planear e organizar os cuidados ambulatórios é importante
analisar a finalidade das visitas dos pacientes ao ambulatório e a
finalidade das visitas específicas. Do número total de doentes registados
com HBP, a maioria (89,5%) dirigiu-se para fins terapêuticos e de
diagnóstico, mas ao mesmo tempo de 10 em 10 doentes (10,5%) dirigiu-
se para fins consultivos.

As visitas de consulta em certos casos, aparentemente, eram
também necessárias para pacientes que inicialmente se tinham
candidatado para fins terapêuticos e de diagnóstico. Por conseguinte, a
distribuição do número total de visitas de acordo com o seu objectivo
difere ligeiramente desta distribuição das visitas dos pacientes. Quase
todas as 5 visitas (19,4%) foram feitas para efeitos de consulta, e 80,6%
das visitas foram feitas para efeitos de tratamento e diagnóstico. O maior
número de consultas foi feito a pacientes com um primeiro diagnóstico
(29,2%), ENQUANTO QUE O menor número (13,0%) foi feito a pacientes
com uma doença crónica conhecida (HBP).

Naturalmente, o objectivo da mosquemia é algo diferente em
diferentes casos de visitas de doentes à policlínica. Nos casos primários, a
percentagem de visitas realizadas para fins terapêuticos e de diagnóstico é
ligeiramente mais elevada (89,5%) do que nos casos repetidos (74,4%) e,
consequentemente, nos casos primários há menos visitas consultivas -
(10,5%) do que nos casos repetidos (25,6%).

É evidente que com o aumento da idade dos pacientes e o desenvolvimento da fase da sua doença, a percentagem de visitas efectuadas com fins terapêuticos e de diagnóstico aumenta de 60,0% para 87,4% e a percentagem de visitas efectuadas com fins consultivos diminui de 40,0% para 12,6%.

Quadro 2.7

Distribuição das visitas a doentes com HBP de diferentes idades por objectivo

(como uma percentagem do total)

Objectivo da visita	Idade						
	até aos 40 anos de idade	40-59 le	60- 74 anos	75 anos de idade e mais antigo	Total	M	m±
Terapêutica e diagnóstico.	60,0	64,9	83,1	87,4	80,6	69,99	0,42
Consultoria	40,0	35,1	16,9	12,6	19,4	63,24	1,08
Total	100,0	100,0	100,0	100,0	100,0		

Assim, a percentagem de visitas com fins terapêuticos e de diagnóstico em doentes em idade activa varia entre 60,0-64,9%, e em doentes idosos e senis a percentagem de tais visitas é 83,1-87,4%. Consequentemente, a proporção de visitas de consulta em pacientes em idade activa varia entre 35,1-40,0% e em pacientes idosos e idosos entre 12,6-16,9%.Isto também é evidenciado pela idade média dos pacientes em visitas com objectivos diferentes. A idade média dos pacientes que visitaram a policlínica para fins terapêuticos e de diagnóstico foi de 69,99 anos (m±0,42), e a idade média dos pacientes que visitaram a policlínica para fins de aconselhamento foi de 63,24 anos (m±1,08). A diferença na média aritmética é estatisticamente significativa: 1=5,8, P<0,01. Obviamente, com o aumento da idade dos pacientes e da duração da sua doença BPH, a proporção de pacientes com algumas complicações BPH e que requerem uma intervenção terapêutica mais frequente aumenta em comparação com os pacientes mais jovens, que na sua maioria têm fases iniciais da doença que não requerem medidas de tratamento activas.

A análise da finalidade das visitas de doentes com BPH à clínica ambulatorial durante o ano não revelou absolutamente nenhuma visita com finalidade dispendiosa. Entretanto, há muito que foi estabelecido que o método dispensário de monitorização de doentes com doenças crónicas é muito eficaz, incluindo, em relação à prevenção secundária. A observação médica dinâmica de pacientes com doenças crónicas com a utilização de métodos activos de prevenção de recaídas e complicações de doenças, progressão da doença através de exame regular e tratamento contra-cíclico, permite obter resultados significativamente mais positivos na gestão de pacientes, do que quando se lhes fornece cuidados médicos apenas dirigindo-se aos pacientes ao ambulatório, para cuidados médicos.

A insatisfação com os resultados do tratamento cirúrgico de pacientes com BPH levou ao desenvolvimento de princípios de tratamento medicamentoso desta doença durante a última década. Foram propostas dezenas de medicamentos para o tratamento conservador desta doença. A terapia médica tem um lugar importante no tratamento de doentes com BPH e baseia-se nos resultados das últimas pesquisas de patogénese da doença. Ficou provado que o tratamento medicamentoso de pacientes com BPH só pode ser eficaz quando é patogenicamente justificado. Do ponto de vista de muitos autores, a terapia medicamentosa é indicada:

- em doentes com BPH descomplicada;
- quando os pacientes recusam o tratamento cirúrgico, se este for indicado;
- no período pós-operatório, com função detrusora da bexiga insuficiente;
- na presença de contra-indicações absolutas ao tratamento cirúrgico.

Entretanto, é o método dispensário de observação de doentes que satisfaz ao máximo os requisitos do tratamento moderno assistido por medicação de doentes com HBP.

Seria de esperar que os pacientes com HBP que têm complicações da doença subjacente visitassem o ambulatório mais frequentemente para fins de tratamento e diagnóstico do que os pacientes na fase inicial da doença de HBP que não têm complicações.

Os pacientes sem complicações tiveram uma proporção de visitas para fins terapêuticos e de diagnóstico (90,8%) nitidamente mais elevada do que os pacientes com cistite (74,2) ou cistite e pielonefrite (78,0%). Em média, os pacientes com várias complicações tiveram 76,0% de visitas de diagnóstico de tratamento e 24,0% de visitas de consulta. No primeiro grupo (pacientes sem complicações) as visitas de consulta perfazem apenas 9,2%. Aparentemente, o desenvolvimento de complicações da BPH requer não só uma intensificação dos cuidados terapêuticos, mas também um maior número de visitas de consulta.

A análise do atendimento de pacientes por médicos de diferentes especialidades numa clínica ambulatorial é importante para o planeamento e organização do atendimento ambulatorial. Em média, há 2,44 visitas por paciente registado com BPH por ano (m±0,14). O número médio de visitas tem algumas flutuações em pessoas de idades diferentes, no entanto, certas regularidades não podem ser reveladas.

Do número total de doentes com HBP estudados, quase 1/3 (32,6%) tiveram 3 visitas cada um durante o ano. Quase o mesmo número de pacientes (30,2%) fez apenas uma visita a cada um. Globalmente, a grande maioria (84,9%) dos pacientes com HBP fez de 1 a 3 visitas ao ambulatório durante o ano, e 15,1% fez 4 ou mais visitas, incluindo uma pequena proporção de pacientes (3,5%) fez 6 visitas ao urologista ambulatorial durante o ano.

O menor número médio de visitas por ano (duas vezes) é observado na faixa etária mais jovem dos pacientes (menos de 40 anos), entre os quais 60,0% fizeram duas visitas cada e não há um único paciente que visitou a policlínica 4 ou mais vezes durante o ano. O maior número médio de visitas por ano por paciente é observado na faixa etária dos 40-59 anos. Em média, estes pacientes visitam a policlínica 2,57 vezes por ano. E é este grupo etário que tem a maior flutuação no número de visitas: por um lado, a percentagem de pacientes que tiveram apenas uma visita ao urologista durante o ano (35,7%) é superior à média, e por outro lado, a percentagem de pacientes que tiveram seis visitas durante o ano (7,1%) é também notavelmente mais elevada do que a média. O mesmo grupo etário tem a maior percentagem de pacientes que fizeram 4 ou mais visitas - 21,4%. Os doentes em idade activa, particularmente os 40-59 anos de idade, em regra, têm HBP na 1ª fase, ou seja, sem numerosas complicações. No entanto, se houver complicações, os pacientes deste grupo etário têm de visitar um médico mais vezes do que outros devido à necessidade de obter uma baixa por doença.

No grupo de doentes idosos (60-74 anos) e senis (75 anos ou mais) o número médio de visitas por doente foi quase o mesmo, mas se no primeiro grupo a proporção principal de doentes (65,6%) teve 1-2 visitas (e a maioria - 37,5% teve apenas uma visita), no segundo grupo a proporção de 1-2 visitas foi apenas 37,1%, e mais de metade de todos os doentes (51,4%) teve 3 visitas durante o ano. 3 visitas no prazo de um ano. Por um lado, a fase da doença e o número e gravidade das complicações da HBP tendem a aumentar com a idade dos pacientes; por outro lado, a proporção daqueles que receberam o tratamento cirúrgico mais radical aumenta com a idade dos pacientes.

Apesar da necessidade em caso de complicações para obter certificados de incapacidade de trabalho para os pacientes que trabalham, o número médio de visitas à policlínica durante o ano por paciente para eles é insignificantemente inferior (2,38±0,28), do que para os pacientes que não trabalham (2,48±0,16). É verdade, a diferença na média aritmética não é estatisticamente fiável: P>0,05. Os pacientes que trabalham um pouco mais (58,3%) tiveram 1-2 visitas durante o ano, enquanto que os pacientes que não trabalham tiveram 50,0% de tais pacientes. Ao mesmo tempo, o número de pacientes trabalhadores (16,7%) que fizeram 4-6 visitas durante o ano foi ligeiramente superior (16,4% dos pacientes não trabalhadores).

Quadro 2.8

Distribuição dos doentes com DST com diferentes padrões de doença por número de consultas clínicas durante o ano (em percentagem do total) e número médio de consultas

A natureza da doença	Idade						Total	M	m±
	1	2	3	4	5	6			
Primeiro identificado	33,4	25,0	33,3	8,3	-	-	100,0	2,17	0,28
Crónica	42,2	26,7	24,4	2,2	-	4,5	100,0	2,04	0,18
Insuficiência renal crónica	10,3	13,8	44,8	13,8	13,8	3,5	100,0	3,17	0,23
Total	30,2	22,1	32,6	7,0	4,6	3,5	100,0	2,44	0,14

Naturalmente, o número médio de visitas por ano difere acentuadamente entre doentes com diferentes padrões de doença.

O maior número de visitas em média (3,17, m±0,23) foi feito por doentes com insuficiência renal crónica e com um curso crónico da doença. Trata-se da necessidade de tratar complicações de BPH, entre as quais não só cistite, mas também doenças tão graves que requerem visitas repetidas ao urologista, uma vez que a cistite e a pielonefrite ocupam um lugar de destaque. A maior parte dos doentes com insuficiência renal crónica (44,8%) fez 3 visitas cada, e quase todos os 3 doentes (31,1%) fizeram

4 visitas ou mais. Ao mesmo tempo, 10,3% dos doentes com insuficiência renal crónica fizeram apenas uma visita a cada um. Pode-se pensar que uma parte destes pacientes não recebeu cuidados terapêuticos e de diagnóstico completos em ambulatório e foi hospitalizada ou encaminhada para outras instalações de ambulatório. O número médio de visitas por 1 paciente com insuficiência renal crónica é estatisticamente significativamente superior ao número médio de visitas em geral: P<0,05.

O número médio de visitas a doentes com doença crónica (anteriormente registada) é o mais baixo (2,04, m±0,18). No entanto, a diferença entre esta média e a média aritmética em geral é estatisticamente insignificante: 1=1,82, P>0,05. Se no grupo de doentes com insuficiência renal crónica apenas 24,1% dos doentes realizaram 1-2 visitas durante o ano, a maioria absoluta dos doentes - 68,9% - teve 1-2 visitas no grupo de doentes com insuficiência renal crónica registadas anteriormente.

É de notar que entre os doentes com HBP recentemente detectados, o número médio de visitas por doente (2,17, m±0,28) não é muito diferente do número médio de visitas por doente com doença crónica detectada anteriormente (2,04, m±0,18). Mais de 1/2 (58,4%) dos pacientes recentemente identificados fizeram apenas 1-2 visitas a um urologista cada um. Os pacientes com HBP na fase inicial da doença sem complicações não necessitam de um grande número de visitas a esses médicos.

Naturalmente, o número médio de visitas a uma clínica ambulatorial por pacientes com HBP está sujeito a flutuações significativas dependendo da presença ou ausência de tal paciente com uma complicação da doença subjacente ou doenças concomitantes do sistema geniturinário. Em grande medida, é a complicação da doença subjacente que molda a necessidade dos doentes com HBP de procurarem cuidados ambulatórios.

Quadro 2.9

Distribuição dos pacientes com HBP com várias complicações pelo número de visitas ao ambulatório por ano (em percentagem do total) e o número médio de visitas

Aplicação	Número de visitas à policlínica por ano						
	um	dois	três	quatro ou mais	Total	M	m±
Sem complicações.	44,7	25,5	25,5	4,3	100,0	1,91	0,14
Cistite	17,8	17,9	39,3	25,0	100,0	2,86	0,24
Jade	-	50,0	50,0	-	100,0	2,50	0,35
Cistite e pielonefrite	-	11,1	44,4	44,5	100,0	3,89	0,46
Total	30,2	22,1	32,6	15,1	100,0	2,44	0,14

O número médio de visitas por ano a um doente com HBP que tenha qualquer complicação da doença subjacente é de 3,08, e o número médio de visitas por doente sem complicações é de 1,91. A diferença dos índices é estatisticamente fiável: P<0,01. Além disso, com as complicações a tornarem-se mais graves, o número médio de visitas ao ambulatório por ano e por paciente aumenta significativamente.

Se entre os pacientes com cistite como complicação o número médio de visitas é de 2,86, no grupo de pacientes com cistite e pielonefrite - 3,89 visitas. A diferença dos valores médios aritméticos foi estatisticamente significativa t = 2,01 P<0,05. Se no grupo dos pacientes com HBP que não tiveram complicações da doença subjacente quase metade dos pacientes (44,7%) fizeram apenas uma visita à policlínica durante o ano, e apenas 4,3% destes pacientes a visitaram 4 ou mais vezes por diferentes razões, então no grupo dos pacientes com cistite apenas 17,8% fizeram uma visita, e em cada 4 (25,0%) visitaram a policlínica 4 vezes ou mais. Mas no grupo de pacientes com cistite e pielonefrite não houve absolutamente nenhum paciente que tenha feito apenas uma visita a um ambulatório durante um ano, mas quase metade (44,5%) fez 4 visitas e mais, incluindo cada 5 (22,2%) que visitaram um urologista pelo menos 6 vezes durante um ano.

Naturalmente, o número de visitas a um urologista por doentes com HBP é afectado de forma semelhante pela presença de urolitíase. Entre os pacientes sem o CDI registado, o número médio de visitas por ano por paciente com HBP é de 1,94, enquanto no grupo de pacientes com o CDI registado, para além da HBP, o número médio de visitas ao ambulatório por ano é de 2,74.

No primeiro grupo, a percentagem de doentes que fizeram apenas uma visita durante o ano é de 40,7%, e os que fizeram múltiplas visitas (4 e mais) - apenas 3,1%. No grupo de pacientes com HBP com CDI, a percentagem de pacientes que fizeram apenas uma visita a um urologista também é significativa - 24,1%, praticamente a mesma percentagem (22,2%) é representada pelos pacientes que fizeram 4 ou mais visitas ao ambulatório durante um ano.

Assim, entre os doentes ambulatórios com HBP prevalecem naturalmente os doentes idosos e senis (a idade média dos doentes é de 68,7 anos), os não activos (os reformados constituem 74,4%), com doença crónica já conhecida (88,6%), entre os quais apenas 12,3% não tiveram complicações da doença principal ou doenças associadas do sistema urogenital. O grosso (52,1%) tinha indicação apenas de CDI, outros 17,1% tinham apenas complicações (cistite, cistite e pielonefrite), e 18,5% tinham tanto CDI como cistite ou cistopilolpsfrite. Entre os objectivos para os quais os doentes com HBP visitam uma clínica ambulatorial durante o ano, as visitas realizadas para fins terapêuticos e de diagnóstico predominam naturalmente (80,6%), mas as visitas para fins consultivos (19,4%) são responsáveis por uma proporção notável. Em média, há 2,44 visitas por paciente com HBP por ano, sendo que 30,2% dos pacientes fazem apenas uma visita durante o ano e 15,1% fazem 4 ou mais visitas à clínica ambulatorial. O aumento do número de visitas ao ambulatório está associado principalmente ao desenvolvimento de complicações da doença subjacente.

§ 3 ORGANIZAÇÃO DE CUIDADOS DE INTERNAMENTO PARA DOENTES COM DISPEPSIA

Os cuidados de internamento desempenham um papel importante na organização de cuidados médicos para doentes com BPH. É sabido que os cuidados hospitalares devem ser prestados aos doentes que não podem receber cuidados adequados em regime ambulatório. Tendo em conta o facto de que a HBP é uma doença crónica de longa duração que causa várias complicações do sistema urogenital e requer frequentemente uma intervenção cirúrgica que não pode ser realizada em regime ambulatório, a análise da organização de cuidados hospitalares é muito importante para caracterizar a organização de cuidados médicos para tais pacientes. Naturalmente, hoje em dia, nas grandes cidades, os pacientes com BPH recebem cuidados de internamento em departamentos urológicos especializados.

A análise da organização de cuidados especializados de internamento num grande departamento de urologia de um hospital multidisciplinar operando de acordo com o modelo de hospital de cuidados intensivos e prestando cuidados de emergência mostrou que 11,0% do número total de pacientes hospitalizados no departamento de urologia durante o ano eram pacientes com HBP. Devido ao facto de os doentes com esta doença receberem geralmente cuidados de internamento nas fases tardias da doença, e o mais importante, a HBP é geralmente característica dos grupos etários mais idosos, a maioria absoluta dos doentes hospitalizados (89,0%) eram idosos (64,9%) e senis (24,1%). Apenas 11,0% do número total de pessoas hospitalizadas estavam em idade de trabalhar. A idade média dos doentes hospitalizados com HBP era de 69,17 anos (t±0,49).

De acordo com a estrutura etária dos pacientes hospitalizados, o seu estatuto social também é determinado. Cerca de 1/2 (49,3%) dos doentes com HBP são pensionistas e 22,3% são deficientes, o que também consiste em 96,8% dos pensionistas de velhice. Ao mesmo tempo, 28,4% são os trabalhadores. Naturalmente, a proporção de pessoas activas difere acentuadamente em diferentes grupos etários. Se no grupo de pacientes com menos de 60 anos de idade os empregados fazem quase 3/4 (74,2%) das pessoas hospitalizadas desta idade, entre os pacientes de 60-74 anos os empregados fazem 29,0% dos hospitalizados, e no grupo de pacientes senis (75 anos ou mais) - apenas 5,9%.

Um dos aspectos que caracterizam a organização dos cuidados de internamento é a natureza da hospitalização. Mais de 1/2 (55,8%) dos doentes com HBP necessitaram de hospitalização de emergência, enquanto que os restantes (44,2%) foram admitidos como planeado. A proporção hospitalizada para indicações de emergência foi ligeiramente mais elevada (73,1%) no grupo de pacientes 75 anos e mais velhos do que entre aqueles em idade activa (53,1%) e entre os idosos (60-74 anos) - 50,0%.

A natureza da hospitalização é determinada principalmente pelo diagnóstico do paciente, ou mais precisamente, neste caso, quando todos os pacientes têm o mesmo diagnóstico - HBP - a sua complicação.

Distribuição dos pacientes com diagnósticos diferentes (complicações) de acordo com a natureza da hospitalização (em percentagem do total)

Natureza da hospitalizaç ão	Diagnóstico (complicação)						
	Sem complic ações.	Retenção urinária aguda	Retenção urinária crónica	Insuficiênci a renal crónica	urolitíase	Outros	Total
Agendado	79,6	4,1	65,0	56,2	57,1	64,0	44,2
Emergência	20,4	95,9	35,0	43,8	42,9	36,0	55,8
Total	100,0	100,0	100,0	100,0	100,0	100,0	100,0

Naturalmente, entre os pacientes com complicações tais como retenção urinária aguda (UUR) quase todos (95,9%) foram admitidos no hospital com indicações de emergência, mas entre os pacientes com outras complicações a proporção dos hospitalizados com base em planos e emergências varia significativamente. Por exemplo, entre os doentes com retenção urinária crónica (URS), apenas 35,0% foram admitidos como emergência e 65,0% como emergência. Mais de metade dos doentes com POPS foram admitidos como planeado com insuficiência renal crónica (IRC) -56,2%, urolitíase (CDI) - 57,1%).

ı É de notar que a HBP é uma das doenças em que os doentes nem sempre procuram atenção médica imediata. Muitos pacientes acreditam que os sintomas desta doença são característicos das alterações relacionadas com a idade e não vão ao médico em tempo útil. Portanto, apenas 30,9% dos pacientes que se consideraram doentes durante não mais de 6 meses foram admitidos no hospital de forma planeada e 69,1% foram admitidos no hospital com indicações de emergência. No grupo de pacientes que se consideraram doentes durante mais de 5 anos, apenas 30,4% foram admitidos para emergências E 69,6% foram encaminhados para hospitalização planeada.

Apenas ligeiramente mais de 2% dos pacientes estudados (2,1%) foram readmitidos no hospital com HBP. No entanto, entre os hospitalizados, apenas 16,7% dos pacientes foram readmitidos no hospital como emergência, e a grande maioria (83,3%) dos readmitidos foram admitidos como planeado. Entre as pessoas hospitalizadas pela primeira vez, mais de 1/2 (56,9%) foram admitidas no hospital para emergências.

Naturalmente, a natureza da hospitalização difere entre pacientes encaminhados para o hospital por médicos de diferentes instituições médicas e preventivas. É também natural que todos os 100% dos pacientes encaminhados para o hospital por médicos de urgência e cuidados urgentes tenham sido admitidos para emergências. A mesma maioria absoluta (72,7%) foi hospitalizada com indicações de emergência no grupo de pacientes, que se candidataram ao hospital independentemente, sem encaminhamento médico. Entre os pacientes encaminhados para o hospital por médicos policlínicos, mais de metade (52,8%) foram hospitalizados como planeado e 47,2% foram hospitalizados para emergências. Mesmo uma proporção maior (85,7%) dos pacientes planeados estavam no grupo dos que foram hospitalizados por médicos de outras instituições.

A este respeito, a análise da estrutura dos canais de encaminhamento dos pacientes com HBP para o hospital é de particular interesse. Os médicos policlínicos desempenham o papel principal na hospitalização de pacientes com HBP: mais de 2/3 (69,7%) desses pacientes foram encaminhados para o hospital por médicos policlínicos. Outros 13,4% foram hospitalizados após o encaminhamento de médicos de urgência e emergência e uma pequena parte (5,3%) após o encaminhamento de médicos de outras UPL. Deve notar-se que uma parte notável de pacientes com HBP (11,6%) foram hospitalizados sem encaminhamento, ou seja, vieram para o hospital por conta própria. A distribuição das pessoas hospitalizadas de acordo com os canais de encaminhamento difere acentuadamente nos grupos de pacientes com sistemas de pagamento diferentes para o tratamento hospitalar.

Naturalmente, a estrutura dos canais de encaminhamento difere em pacientes com diagnósticos diferentes de complicações da HBP. Os médicos de clínicas ambulatoriais dão a maioria absoluta dos encaminhamentos hospitalares para todos os diagnósticos de complicações da HBP, o que demonstra mais uma vez o importante papel da ligação ambulatório-policlínica na organização de cuidados médicos para pacientes com HBP. Contudo, em OHF (59,8%) e com outras complicações (52,0%), a proporção de pacientes encaminhados para cuidados hospitalares por médicos policlínicos é ligeiramente mais baixa do que a média (69,7%). Ao mesmo tempo, se em média os médicos hospitalizam apenas 13,4% dos pacientes de urgência e cuidados urgentes, na hospitalização de pacientes com OZM a sua parte aumenta para 21,7%), os pacientes com CDI - para 21,4% e outras complicações - para 24,0%.

Distribuição dos pacientes de diferentes idades de acordo com o seu
estado geral à admissão no hospital (em percentagem do total)

Estado	Idade					
	até 60	anos de idade 60-74 anos de idade	75 anos de idade ou mais	Total	M	p±
Satisfatório	81,3	75,5	62,1	73,0	67,9	0,33
De gravidade média	18,7	24,5	36,4	26,6	71,97	0,67
Pesado	-	-	1,5	0,4	84,00	0,71
Total	100,0	100,0	100,0	100,0	69,17	0,49

A maioria (73,0%) dos pacientes com HBP são admitidos no hospital em condições satisfatórias. Ao mesmo tempo, mais de cada 4º paciente (26,6%) é admitido no hospital em estado moderadamente grave, embora apenas alguns pacientes (0,4%) sejam admitidos em estado grave. Naturalmente, com o aumento da idade dos pacientes hospitalizados, o seu estado geral agrava-se durante a hospitalização. Assim, a proporção das pessoas admitidas em condições satisfatórias diminui com o aumento da idade, de 81,2% das pessoas com menos de 60 anos para 75,5% das pessoas com 60-74 anos de idade e 62,1% das pessoas com 75 anos ou mais.

Consequentemente, com o aumento da idade, a proporção de pacientes admitidos no hospital em estado moderadamente grave aumenta, e os pacientes são admitidos em estado grave apenas na velhice. Isto deve-se tanto ao facto de que com o aumento da idade a duração da doença BPH aumenta e a fase da doença se torna mais grave, como também devido a características relacionadas com a idade, caracterizadas por um aumento do número de comorbilidades e o seu agravamento. O agravamento da condição geral com o aumento da idade dos pacientes é também confirmado pela idade média dos pacientes, que aumenta com o agravamento da condição.

É evidente que a distribuição dos hospitalizados pelo seu estado geral difere acentuadamente entre pacientes com diferentes tipos de hospitalização. No grupo de pacientes admitidos para cuidados de rotina, a grande maioria (91,2%) foi admitida no hospital em estado satisfatório, embora ainda 8,8%) mesmo para cuidados de rotina são admitidos em estado moderado. Entre os hospitalizados para indicações de emergência, apenas 58,3% foram admitidos em estado satisfatório, enquanto 41,0% foram admitidos em estado moderado e 0,7%) foram admitidos em estado grave. Assim, a hospitalização de emergência de pacientes com HBP é acompanhada pelo agravamento do seu estado geral.

Um indicador muito importante dos cuidados hospitalares é a recorrência da hospitalização. É de notar que, apesar de um longo curso crónico e da presença de várias complicações, a HBP não parece necessitar de ser re-hospitalizada com muita frequência. Entre os pacientes estudados apenas 2,1%) foram repetidamente hospitalizados por HBP, e a grande maioria (97,9%) foi hospitalizada com HBP pela primeira vez. É claro que complicações como o CPN, o CDI, e algumas outras podem requerer uma re-hospitalização, mas obviamente, em tais casos, estas doenças actuam como o principal diagnóstico.

Em geral, várias complicações da HBP determinam frequentemente a natureza das queixas do paciente, a sua condição, a necessidade de cuidados médicos, e muitas vezes o prognóstico. Apenas cerca de 1/5 (19,7%) de todos os pacientes hospitalizados com HBP não têm complicações no diagnóstico clínico, e a maioria absoluta (80,3%) tem algumas complicações do sistema geniturinário. Apesar de a HBP ser principalmente uma doença de doentes idosos e senis, a duração da doença e, respectivamente, as complicações decorrentes desta doença do tracto urinário aumentam com o aumento da idade. Mais de 1/3 desses pacientes (34,0%) têm OHF como complicação, e cada 4º paciente

(25,6%) tem CPN.

Quadro 3.3

Distribuição dos pacientes de diferentes idades por diagnóstico de complicações
(Percentagem do total)

Aplicação	Idade					
	até 60	idade 60 - 74 anos	75 anos de idade ou mais	Total	M	m±
Sem complicações.	25,0	22,7	8,8	19,7	67,20	0,51
Retenção urinária aguda	37,5	29,2	45,6	34,0	70,40	0,57
Retenção urinária crónica	DD	7,0	8,8	7,0	69,50	1,17
Insuficiência renal crónica	15,6	28,6	22,1	25,6	69,88	0,60
urolitíase	6,3	4,9	4,4	4,9	66,86	1,05
Outros	12,5	7,6	10,3	8,8	67,04	1,04
Total	100,0	100,0	100,0	100,0	69,17	0,49

A proporção de pacientes sem complicações diminui com o aumento da idade, de 25,0% entre pacientes com menos de 60 anos de idade para 8,8% entre pacientes com 75 anos de idade ou mais. A estrutura das complicações em diferentes grupos etários tem algumas diferenças, mas estas diferenças não são muito pronunciadas. Em todos os grupos etários a OZM tem o lugar principal na hospitalização. A fracção de doentes com esta complicação foi menor entre os idosos (29,2%), e maior entre os idosos, onde quase todos os segundos doentes (45,6%) tiveram esta complicação. A propósito, a proporção de doentes com CZM cresce de forma constante com o aumento da idade.

Estrutura das complicações da HBP em pacientes com diferentes durações
de doença (como uma percentagem do total)

Diagnóstico de complicações	Duração da doença					
	Até 6 meses.	6-12 meses	1-3 г.	3-5 anos	6 anos ou mais	Total
Sem complicações.	17,9	19,2	14,0	50,0	33,3	19,7
Retenção urinária aguda	50,0	17,0	16,3	5,6	8,3	34,0
Retenção urinária crónica	2,4	14,9	9,3	11,1	8,3	7,0
Insuficiência renal crónica	16,7	29,8	48,8	22,2	41,7	25,6
urolitíase	4,7	10,6	4,6	5,5	-	4,9
Outros	8,3	8,5	7,0	5,6	8,4	8,8
Total	100,0	100,0	100,0	100,0	100,0	100,0

O CPN ocupa o segundo lugar na estrutura de todas as complicações em pacientes hospitalizados com HBP também em todos os grupos etários. Contudo, esta complicação ocorre principalmente em doentes com 60-74 anos (28,6%), um pouco menos (22,1%) em doentes senis e a percentagem mais baixa (15,6%) em doentes capazes, contudo neste grupo etário a CPN ocupa o 2º lugar na estrutura das complicações da HBP. Finalmente, a proporção de pacientes com HBP com CDI como complicação diminui com o aumento da idade de 6,3% no grupo de pacientes com menos de 60 anos para 4,4% no grupo de pacientes com 75 anos ou mais.

É bastante lógico supor que a proporção de doentes com BPH com várias complicações do tracto urinário aumenta com a duração da doença. No entanto, como se pode ver na tabela, este não é bem o caso.

Entre os doentes com HBP com duração da doença até 6 meses, a proporção de doentes sem quaisquer complicações do tracto urinário (17,9%) não só é inferior à média, mas também inferior à dos doentes com duração da doença de 3 a 5 anos (50,0%) e mesmo mais de 5 anos (33,3%). Contudo, o carácter de complicações ainda indica alguma influência da duração da doença na ocorrência de várias complicações. Se entre os pacientes com uma história curta (até 6 meses) o papel principal (50,0%) é desempenhado pela OZM, no grupo de pacientes com uma história mais longa (1-3 anos) quase 1/2 (48,8%) têm a CPN como complicação. Globalmente, a maioria dos doentes hospitalizados com HBP (60,7%) acreditam que sofrem da doença há não mais de um ano, incluindo 38,9% - não mais de 6 meses. Apenas cerca de 1/5 (19,4%) acreditam ter a doença há mais de 3 anos, incluindo 11,1% há mais de 5 anos.

A distribuição dos doentes de idades diferentes por duração da doença, claro, está sujeita a algumas flutuações, mas estas flutuações não são tão significativas como seria de esperar. Assim, de forma inequívoca e constante, a proporção de pacientes que se consideram doentes há mais de 5 anos aumenta com o aumento da idade: de 3,7% entre pacientes em idade activa para 10,4% entre pacientes idosos e 17,8% entre pacientes com 75 anos ou mais, ao mesmo tempo 66,7% dos pacientes em idade activa, 57,0% dos pacientes idosos, e 68,9% dos pacientes com 75 anos ou mais informam que a duração da doença não ultrapassa 1 ano.

Distribuição dos doentes hospitalizados com HBP de diferentes idades
por duração da doença (como percentagem do total)

Duração da doença	Idade			
	até 60	anos de idade 60-74 anos de idade	75 anos de idade ou mais	Total
Até 6 meses.	48,2	34,8	46,7	38,9
6-12 meses.	18,5	22,2	22,2	21,8
1-3 anos	18,5	22,9	11,1	19,9
3-5 anos	11,1	9,7	2,2	8,3
Mais de 5 anos	3,7	10,4	17,8	ID
Total	100,0	100,0	100,0	100,0

Sem dúvida, a HBP pode começar a manifestar certos sintomas em qualquer idade masculina, mas a proporção marcadamente mais elevada de doentes idosos em comparação com doentes em idade activa com várias complicações sugere que nem todos os doentes com HBP podem especificar com relativa precisão na anamnese a duração da sua doença, ou seja, recordar o início da doença. Em primeiro lugar, como mostram as entrevistas com esses pacientes, muitos deles consideram os sintomas iniciais da doença como alterações naturais relacionadas com a idade. Em segundo lugar, a grande maioria dos doentes com HBP tem várias comorbilidades do sistema circulatório, incluindo a doença cerebrovascular e sofre de perturbações da memória.

Do número total de hospitalizados com BPH, 73,4% têm várias comorbilidades registadas na sua história médica, das quais 75,9% são doenças do sistema circulatório e 24,1% são outras doenças. Deve-se pensar que os urologistas nos hospitais não registam todas as comorbilidades. Claro que, sem consultar médicos de especialidades relevantes, o urologista não pode fazer um diagnóstico de doenças do sistema circulatório, doenças respiratórias, doenças digestivas, etc. No entanto, 73,4% das pessoas hospitalizadas têm um diagnóstico de doença concomitante na sua história médica, e 26,6% não têm.

Quadro 3.6

Distribuição de doentes com HBP de diferentes idades por diagnóstico de comorbidades (como percentagem do total)

Diagnóstico	Idade					
	até aos 60 anos de idade	60-74	75 anos de idade ou mais	Total	M	m
Sem diagnóstico.	61,3	26,8	10,3	26,6	64,49	0,44
Doença das artérias coronárias	6,4	16,9	17,6	16,0	70,62	0,62
Hipertensão arterial	6,4	5,5	11,8	7,1	70,55	1,31
CHD com - hipertensão	6,5	30,6	50,0	32,6	72,84	0,54
Outras doenças	19,4	20,2	10,3	17,7	67,50	0,66
Total	100,0	100,0	100,0	100,0	69,11	0,49

A proporção com e sem comorbidades flutua naturalmente acentuadamente em diferentes grupos etários. Assim, no grupo de pacientes em idade activa, apenas 38,7% têm várias comorbilidades, e a maioria (61,3%) não tem tais doenças. Entre os doentes idosos apenas

26,8% já não têm comorbilidades, e entre os doentes senis apenas 10,3%) não têm comorbilidades notadas na sua história médica. A julgar pelos dados da literatura, a proporção de pessoas idosas com apenas uma doença é significativamente menor. Além disso, a maioria dos idosos e senis não tem 1-2, mas 3-4 ou mais diagnósticos diferentes.

Naturalmente, nas actuais condições de financiamento das clínicas de internamento não têm nem interesse, nem desejo, nem possibilidade de tratar doenças concomitantes, pelo que o registo de doenças concomitantes nos registos médicos de um paciente internado está longe de estar completo.

Ao organizar os cuidados de internamento, a distribuição das admissões por meses do ano ou por estações do ano tem uma certa importância. Uma distribuição mais uniforme dos pacientes hospitalizados por meses do ano contribui para uma carga hospitalar mais uniforme e uma utilização hospitalar mais eficiente. Curiosamente, apesar de a HBP ser predominantemente uma doença dos idosos e das pessoas idosas, que estão em grande parte fora da cidade na estação do Verão, é a estação do Verão que representa uma proporção ligeiramente mais elevada de hospitalizações (29,8%) em comparação com o Outono (24,6%), Primavera (24,2%) e ainda mais no Inverno (21,4%>). Predomínio marcado de hospitalizados no período de Verão em todos os grupos etários: entre as pessoas aptas no Verão, 37,5% do número total de hospitalizados durante o ano foi hospitalizado, entre os idosos - 28,6% e entre os idosos - 29,4%. Em certa medida, isto deve-se obviamente ao facto de que em caso de complicações de BPH, mesmo em casos de hospitalização de emergência, é necessário ser admitido num departamento urológico especializado. Entretanto, mais de 1/3 (34,**8%**) das pessoas hospitalizadas para emergências foram hospitalizadas no Verão, enquanto que entre as pessoas hospitalizadas para indicações planeadas, a proporção hospitalizadas no Verão foi de apenas 23,2%, e 32,0% foram hospitalizadas no Outono (do número total das pessoas hospitalizadas para emergências, apenas 19,0% foram hospitalizadas no Outono).

Dada a idade avançada característica da HBP e a presença em tais pacientes de um grande número de várias comorbilidades, bem como o uso generalizado de tratamento cirúrgico, deve esperar-se uma grande necessidade de consultas em tais pacientes hospitalizados. A maioria dos pacientes (60,7%) teve consultas com vários especialistas, e 39,3% dos pacientes não tiveram quaisquer consultas. A proporção de pacientes que receberam consultas aumenta com o aumento da idade de 46,9% em pacientes em idade activa para 63,2% em pacientes senis.

Quadro 3.7

Distribuição dos pacientes de diferentes idades por especialidade
Médicos consultores (como uma percentagem do total)

Especialidade do Consultor	Idade			
	até aos 60 anos de idade	60-74	75 anos de idade ou mais	Total
Nenhum conselho.	53,1	37,8	36,8	39,3
Terapeuta	37,5	43,3	48,5	43,9
Outros especialistas	6,3	7,0	7,4	7,0
Terapeuta e outros especialistas	DD	Π,9	7,3	9,8
Total	100,00	100,0	100,0	100,0

O papel principal nas consultas no departamento de urologia é desempenhado pelos médicos de clínica geral. Obviamente, são necessárias consultas de diferentes especialistas em doentes com HBP não para esclarecer o diagnóstico principal, mas para diagnosticar doenças concomitantes associadas a outras classes de doenças. Com uma base de diagnóstico relativamente fraca de clínicas ambulatórias modernas, o exame e aconselhamento o mais completo possível dos pacientes por médicos das especialidades estreitas necessárias é muito relevante, especialmente com o desenvolvimento da prática médica geral. Nestas condições, é desejável utilizar a estadia de cada paciente no hospital para o exame diagnóstico e diagnóstico o mais completo possível não só das doenças principais, mas também das doenças relacionadas, que, no entanto, divergem um pouco dos interesses económicos do hospital ou CMC, mas certamente ajudarão os médicos de clínica geral a tratar pacientes com patologias diversas de forma mais eficaz, sem recorrer demasiado à ajuda de especialistas estreitos de instalações de ambulatório.

Do número total de pacientes hospitalizados com HBP, 43,9% foram consultados apenas por clínicos gerais, 7,0% por médicos de outras especialidades, e outros 9,8% foram consultados tanto por clínicos gerais como por médicos de outras especialidades. Assim, do número total de pacientes hospitalizados, 53,7% foram consultados por médicos de clínica geral, e 16,8% foram consultados por médicos de várias especialidades.

Seria lógico assumir que são necessárias consultas com médicos de diferentes especialidades para pacientes com HBP que têm comorbilidades diferentes. Contudo, verificou-se que não havia grande diferença entre os pacientes com HBP que tinham comorbilidades e aqueles que não tinham comorbilidades. Assim, no grupo de pacientes sem comorbidades, 49,3% não tiveram qualquer consulta, enquanto que nos pacientes com hipertensão, 50,0% não tiveram qualquer consulta. É verdade que noutras doenças esta proporção era ligeiramente inferior: nos doentes com CHD era de 40,0% e nos doentes com outras doenças era de 38,0%. O principal especialista que consulta os pacientes com DVTZ é um clínico geral, que está associado à predominância de idosos e à velhice destes pacientes e à correspondente natureza da sua patologia concomitante. Assim, entre os doentes com CHD, 53,3% foram consultados por um clínico geral, e entre os doentes com CHD e hipertensão - 63,1%. Ao mesmo tempo, no grupo de pacientes com outras comorbilidades (isto é, que não sejam doenças do sistema circulatório) apenas 48,0% foram consultados por um clínico geral, e 32,0% foram consultados por médicos de outras especialidades.

O laboratório e outros métodos modernos de exame de diagnóstico são de grande importância para fazer um diagnóstico preciso e desenvolver as tácticas de tratamento mais eficazes. É claro que se deve ter em conta que, em caso de hospitalização planeada, a grande maioria dos pacientes com HBP antes da admissão no hospital foram consultados no ambulatório por um terapeuta distrital e, muito provavelmente, dada a sua idade, foram regularmente observados por esses médicos. É também óbvio que os pacientes devem ter os resultados dos testes de diagnóstico laboratorial para uma hospitalização planeada.

Os testes laboratoriais mais utilizados em doentes com HBP são principalmente o hemograma clínico (CBC), claro, a urinálise e os testes bioquímicos. De todos os hospitalizados com BPH, apenas 2,1% não tinham QA, 4,2% tinham urinálise, e 7,0% tinham análises bioquímicas ao sangue, enquanto 97,9% tinham QA, 95,8% tinham urinálise, e 93,0% tinham análises bioquímicas ao sangue no hospital, respectivamente. Além disso, a maioria absoluta dos pacientes foi submetida a testes laboratoriais mais de uma vez durante a hospitalização. Assim, 3/4 dos doentes com BPH (75,1%) foram submetidos a química sanguínea, 75,8% - análise de urina, e 82,1% foram submetidos a QAC duas ou mais vezes. O número médio de CQA é de 3,27, a análise de urina é de 2,31, e a análise bioquímica do sangue é de 2,40 por paciente que tenha feito estes testes.

Estudos laboratoriais e instrumentais de doentes hospitalizados com HBP

Nome do estudo	Número de estudos			Total	Em média por paciente com estes testes	Proporção de doentes com tais - testes	Frequên cia por 100 doentes
	1	2	3				
Hemograma clínico	17,9	27,7	54,4	100,0	3,27	97,9	320,1
Urinálise.	24,2	29,3	46,5	100,0	2,51	95,8	240,4
Teste bioquímico do sangue	24,9	37,4	57,7	100,0	2,40	93,0	223,2
ECG	91,4	6,4	2,2	100,0	1,11	98,2	109,0
Ultra-sons renais	96,5	3,5	-	100,0	1,03	20,0	20,7
Ultra-som da próstata	97,0	3,0	-	100,0	1,06	23,1	23,9
Urografia intravenosa	99,5	0,5	-	100,0	1,01	43,8	44,0
Uroflowmetria	100,0	-	-	100,0	1,00	4,6	4,6
Radiografia radioisótopo	100,0	-	-	100,0	1,00	15,1	15,1

Neste grupo de pacientes são também utilizados estudos instrumentais, no entanto, não tão amplamente como os dados laboratoriais. A excepção é o ECG, que, tendo em conta a idade dos pacientes, a presença de doenças concomitantes do sistema circulatório, o método operatório de tratamento amplamente utilizado é realizado praticamente em todos os pacientes com HBP: 98,2% tiveram esse exame e apenas 1,8% não o tiveram.

Obviamente, os pacientes são admitidos no hospital em tais fases da doença quando a radioterapia é relativamente raramente necessária. A urografia intravenosa é a mais requerida. A radiografia radioisótopo foi realizada em 15,1% dos pacientes e a urofluximetria em 4,6%.

Com a mais rara das excepções, estes exames são realizados uma vez. Além disso, foi realizada uma ecografia da glândula prostática em 23,1% dos pacientes e uma ecografia dos rins em 20,0%. Vários testes de diagnóstico laboratorial foram realizados no hospital para a grande maioria, mas não para todos os pacientes. Ao mesmo tempo, uma certa proporção de pacientes hospitalizados teve múltiplos testes durante a hospitalização, principalmente testes laboratoriais. Por conseguinte, calculámos a frequência de vários testes por 100 pacientes hospitalizados. Em média por 100 pacientes hospitalizados com HBP foram realizados 63,7 vários estudos radiológicos, que, com algumas excepções, foram realizados uma vez, 44,6 - ultra-som do sistema urogenital, e 109,0 - ECG. Os métodos laboratoriais são utilizados de forma mais intensiva no exame de doentes com HBP. O número de testes por 100 doentes hospitalizados foi de 320,1 QAC e 223,2 testes de química sanguínea, bem como 240,4 testes de urina.

Deve notar-se que a repetição dos mesmos estudos no grupo de pacientes que foram submetidos a estes estudos é marcadamente mais elevada em comparação com o número médio de tais estudos e por cada um (ou por 100) pacientes hospitalizados. Assim, entre os pacientes submetidos ao teste mais comum - CAC - apenas 17,9% foram analisados uma vez, e 54,4% - três vezes ou mais. Entre os doentes que fizeram um teste bioquímico ao sangue, mais de 1(3 (37,7%) fez este teste três ou mais vezes. Apenas 24,2% dos doentes fizeram um único teste de urina, e 46,5% fizeram 3 ou mais vezes um teste deste tipo. Deve assumir-se que a maior parte dos pacientes hospitalizados, tal como planeado, deve ser examinada em regime ambulatório, especialmente porque os resultados de alguns testes podem ser obtidos não antes de uma semana após a recolha do material. Assim, um teste muito importante para o diagnóstico diferencial como determinação do antigénio específico da próstata (PSA) foi realizado apenas em 13,3%, e a maioria dos pacientes (73,7%) que foram submetidos a PSA foram examinados antes da hospitalização num ambiente ambulatorial. Apenas 26,3% (ou 3,5% do número total de pacientes hospitalizados) foram submetidos a PSA em regime de internamento. A proporção de pacientes que foram submetidos a testes de PSA difere entre pacientes hospitalizados com diferentes sistemas de pagamento para hospitalização.

Assim, não é apenas uma questão de diagnóstico primário, mas também de observação laboratorial-diagnóstica da dinâmica da doença e do seu resultado.

O estudo de diagnóstico laboratorial do paciente na dinâmica, naturalmente, permite um melhor controlo do curso das medidas terapêuticas e contribui para melhorar a qualidade dos cuidados médicos. Como se pode ver nas tabelas, os pacientes com BPH quando hospitalizados num departamento urológico especializado são submetidos a um exame de diagnóstico laboratorial bastante intensivo e versátil.

O principal método de tratamento de doentes com HBP em condições de internamento é o método cirúrgico. Em média, 63,2% do número total de pacientes estudados foram operados, e 36,8% foram tratados exclusivamente pelo método conservador. Entre os pacientes operados, quase metade (45,0%) foi submetida a epicistomia e 55,0% foi submetida a adenomectomia aberta (27,2%) ou TUR (27,8%). Assim, a cirurgia directa da próstata foi realizada em apenas ligeiramente mais de um terço (34,7%) de todos os pacientes hospitalizados com BPH.

A proporção de pacientes que tiveram intervenções cirúrgicas e o tipo de tais intervenções diferem em pacientes de idades diferentes. Em geral, a percentagem de doentes operados diminui de 68,7% em doentes em idade activa para 63,6% em doentes idosos e 60,3% em doentes senis.

Quadro 3.9

Distribuição dos pacientes de diferentes idades por tipo de cirurgia
(Percentagem do total)

Nome da operação	Idade			
	até aos 60 anos de idade	60-74	75 anos de idade ou mais	Total
TOUR	54,6	26,5	17,1	27,8
Adenomectomia aberta	22,7	35,0	7,3	27,2
Epicistostomia	22,7	38,5	75,6	45,0
Total	100,00	100,0	100,0	100,0

A epicistostomia constitui uma parte notável ou importante das intervenções cirúrgicas em todos os grupos etários; contudo, entre os pacientes idosos, tais intervenções cirúrgicas representam a maioria absoluta (75,6%) de todos os pacientes operados neste grupo etário. Em primeiro lugar, está ligado ao facto de que as pessoas em idade senil, em caso de doenças graves de acompanhamento, antes de mais, relativas ao sistema circulatório, têm as contra-indicações correspondentes para o tratamento operatório da própria glândula prostática. Nas pessoas do grupo etário mais jovem (até aos 50 anos de idade) a ressecção transuretral é a mais amplamente aplicada. Mais de 1/2 de todos os pacientes operados neste grupo etário (54,6%) foram submetidos à TUR. Ao mesmo tempo, neste grupo etário igualmente (22,7% cada), os pacientes tinham tanto adenomectomias abertas como intervenções paliativas - epicistomias. No grupo de doentes idosos, que constitui o principal grupo de doentes hospitalizados com HBP, as epicistomias (38,5%) e adenomectomias (35,0%) foram distribuídas aproximadamente em partes iguais, e as TUR representaram 26,5%. Finalmente, na faixa etária mais antiga (75 anos ou mais), as epicostomias ocuparam o lugar principal nas intervenções cirúrgicas, o que está associado, como mencionado acima, ao estado geral dos pacientes devido a doenças concomitantes. O segundo lugar na estrutura das intervenções cirúrgicas em doentes desta idade é ocupado pela TUR (17,1%) e uma parte insignificante (7,3%) é ocupada por adenomectomias.

Para além da idade, é claro, a natureza das intervenções cirúrgicas é influenciada pelo diagnóstico, incluindo as complicações da HBP.

No grupo de pacientes sem complicações registadas no diagnóstico, a maioria (43,6%) foi submetida a TUR, bem como a adenomectomia (35,9%). No grupo de pacientes admitidos com retenção urinária aguda, claro, a maioria (75,0%) teve epicistomia, embora mesmo com esta complicação alguns pacientes tenham sido submetidos a adenomectomia (18,3%) e mesmo a TUR (6,7%).

Quadro 3.10

Distribuição dos pacientes com diagnósticos diferentes por tipo de intervenção cirúrgica (em percentagem do total)

Diagnóstico de complicações	TOUR			
	TOUR	Adenomectomia aberta	Epicistologia da estomia	Total
Sem complicações.	43,6	35,9	20,5	100,0
OZM	6,7	18,3	75,0	100,0
HZM	37,5	25,0	37,5	100,0
COPD	38,1	33,3	28,6	100,0
IBC	30,0	30,0	40,0	100,0
Outros	30,8	23,1	46,1	100,0
Total	27,8	27,2	45,0	100,0

Algumas diferenças na estrutura das intervenções cirúrgicas

realizadas são observadas entre os pacientes hospitalizados com diferentes sistemas de pagamento da hospitalização. Certamente, não se explica pela abordagem diferente dos médicos às tácticas de tratamento de pacientes com pagamentos diferentes, mas por diferenças significativas na composição etária e, consequentemente, na fase da doença, as suas complicações entre pacientes com sistemas diferentes de pagamento por hospitalização.

Naturalmente, com diferentes complicações, varia não só a proporção de pacientes com diferentes tipos de intervenção cirúrgica, mas também a proporção global de pacientes operados. Assim, no grupo de pacientes com retenção urinária crónica, 80,0% dos pacientes hospitalizados com esta complicação receberam tratamento cirúrgico, no grupo de pacientes com CDI - 71,4%, com retenção urinária aguda - 58,8%, com insuficiência renal crónica CPN - 54,8%, com outras complicações - 52,0%. Entre os pacientes sem complicações de BPH registadas, 69,6% dos pacientes hospitalizados foram operados.

Um dos aspectos mais importantes da actividade económica dos hospitais na actualidade é uma redução abrangente do tempo médio de permanência dos pacientes no hospital. Nos departamentos que utilizam métodos cirúrgicos de tratamento, um factor importante para reduzir este indicador é a duração da cirurgia a partir do momento da hospitalização. As intervenções cirúrgicas sobre a BPH e as suas complicações não estão relacionadas com a cirurgia urgente, no entanto a oportunidade da operação é de importância tanto médica como económica. Entretanto, em média, os doentes com HBP foram operados com o no 5º dia (4,36, m±0,23 dias) apesar de quase metade desses pacientes (45,7%) terem sido admitidos no hospital com indicações urgentes. Apenas 15,4% de todos os pacientes hospitalizados foram operados no 1º dia de admissão e outros 18,3% no 2º dia. Assim, apenas 1/3 dos pacientes operados foram operados nos primeiros dois dias de hospitalização. A duração do período pré-operatório não dependia do tipo de hospitalização; além disso, tanto os pacientes planeados como os de urgência foram operados no 5º dia após a admissão no hospital. O período pré-operatório médio para os pacientes planeados foi de 4,26 dias (m±0,24), e para os pacientes de emergência - 4,48 dias (m±0,31). Além disso, apenas a proporção operada no primeiro dia de hospitalização foi ligeiramente mais elevada nos pacientes de emergência (21,3%) do que nos hospitalizados por indicações planeadas (10,0%). A proporção de pacientes operados no 2º dia inverteu-se: os primeiros tinham apenas 20,0%, enquanto que, pelo contrário, os pacientes planeados tinham 25,3%. Portanto, em média, 35,8% dos pacientes planeados e 31,3% dos pacientes de emergência foram operados nos primeiros dois dias, e no 6º dia ou mais após a hospitalização, a proporção de pacientes planeados operados foi de 27,4% do número total de pacientes operados, e a proporção de pacientes de emergência foi ainda ligeiramente superior (30,0%).

O estado geral em que os pacientes com HBP foram admitidos no hospital teve pouco efeito no tempo de operação. Assim, entre os pacientes admitidos em condição satisfatória, 31,5% de todos os pacientes foram operados nos dois primeiros dias, e no 5º dia e mais tarde - 33,9%. Entre os pacientes admitidos em condição moderada, 40,5% foram operados nos dois primeiros dias, e 42,5% no 5º dia e mais tarde. Entre os pacientes admitidos em estado grave, todos os 100% foram operados no 6º dia e mais tarde a partir do momento da admissão no hospital. É óbvio que os pacientes internados no hospital em estado grave requerem uma certa preparação pré-operatória.

A duração média da cirurgia difere ligeiramente em pacientes de idades diferentes. O tempo de operação mais curto (3,8 dias em média) foi observado em pacientes com menos de 60 anos de idade, e o período pré-operatório mais longo (4,56 dias em média) foi observado em pacientes com 60-74 anos de idade. Os doentes de idade avançada (75 anos ou mais) encontravam-se no intervalo: o período pré-operatório médio era de 4,07 dias

Entre estes últimos, quase 1/2 (46,1%) foram operados nos dois primeiros dias de internamento no hospital. No grupo de pacientes com 60-74 anos, os menos (28,9%) foram operados nos dois primeiros dias de admissão no hospital e os mais (39,5%) no 5º dia e mais tarde.

Naturalmente, este indicador - a duração média do período pré-operatório - é influenciado por uma variedade de factores: a natureza da hospitalização, idade dos pacientes, estado geral na admissão, diagnóstico de complicações e, claro, a natureza da intervenção cirúrgica. O período pré-operatório foi um pouco mais curto do que para os outros (4,02 dias) em pacientes que foram submetidos a epicostomia, embora mesmo com tal cirurgia 30,3% dos pacientes tenham sido submetidos no 6º dia e posteriormente a partir do momento da hospitalização, mas 43,4% - nos primeiros dois dias.

Quadro 3.11

Distribuição dos pacientes com HBP com diferentes tipos de intervenção
cirúrgica de acordo com a duração da intervenção (como uma
percentagem do total) e a duração média

Nome da operação	Dia da cirurgia a partir do momento da admissão							
	1o.	2o.	3o.	4	5o.	6º e seguintes	Total	M
TOUR	8,0	22,0	16,0	10,0	10,0	34,0	100,0	4,70
Adenomectomia aberta	6,1	16,3	22,5	22,5	12,2	20,4	100,0	4,54
Epicistologia da estomia	26,3	17,1	14,5	7,9	3,9	30,3	100,0	4,02
Total	15,4	18,3	17,1	12,6	8,0	28,6	100,0	4,36

O período pré-operatório relativamente mais longo (4,70 dias em média) foi necessário para a TUR, embora mesmo com este tipo de intervenção cirúrgica, 30,0% dos pacientes receberam-no nos dois primeiros dias após a admissão no hospital. No entanto, uma proporção significativa dos que operaram em (44,0%) requereu uma preparação pré-operatória mais longa (5 dias ou mais). A adipectomia aberta foi uma operação muito séria. Portanto, o período pré-operatório médio para tal cirurgia foi de 4,54 dias, e o menor número de pacientes foi operado nos dois primeiros dias de hospitalização (22,4%). No entanto, uma proporção menor de pacientes (32,6%) foi submetida a tal cirurgia tardiamente (5 dias ou mais tarde).

Não existe um padrão claro na duração do período pré-operatório em pacientes com diferentes diagnósticos de complicações da HBP. Assim, entre os pacientes sem historial de complicações, 38,4% foram operados nos primeiros dois dias, e 25,6% - no 6º dia e mais tarde. No grupo de pacientes com OZM apenas 33,3% foram operados nos dois primeiros dias, e 26,3% - no 6º dia e mais tarde. Distribuição ligeiramente diferente por duração do período pré-operatório, e em pacientes com CPN: 31,3% foram operados nos primeiros dois dias e 30,0% - no 6º dia e mais tarde.

Assim, não é possível identificar uma influência clara de um determinado factor na duração do período pré-operatório em pacientes com HBP.

Uma das questões mais urgentes da organização moderna dos cuidados de internamento é aumentar a eficiência da sua utilização de todas as formas possíveis. A hospitalização é um dos tipos de cuidados médicos mais caros, consome até 2/3 de todos os recursos de cuidados de saúde, incluindo financeiros. A redução dos custos dos cuidados hospitalares pode e deve seguir duas direcções: o desenvolvimento de tipos de cuidados médicos de internamento e o aumento da completude e eficiência da utilização de camas hospitalares. Um dos indicadores importantes da eficiência da utilização do fundo de cama é a duração média da estadia do paciente numa cama. Como é conhecido, o indicador dado depende de um grande número de factores: trabalho das instituições pré-hospitalares (pontualidade da hospitalização, exaustividade, exame na fase pré-hospitalar, precisão do diagnóstico), trabalho de organização de um hospital (pontualidade do processo de diagnóstico, suas possibilidades, modernidade das tecnologias de tratamento-diagnóstico aplicadas), muitos factores sociais e higiénicos (diagnóstico, idade, posição social, ETC.).

Em condições modernas, o controlo da duração média da estadia dos pacientes no hospital é efectuado tanto por sujeitos intradepartamentais de controlo de qualidade dos cuidados médicos (chefe de departamento, médico-chefe, médico chefe), como não departamentais (especialistas em CMO). Ao mesmo tempo, se anteriormente a principal razão para a atenção dos sujeitos de controlo (e eles eram apenas representantes do controlo intradepartamental) era o atraso na alta dos pacientes do hospital, hoje em dia o controlo e a prevenção da alta dos pacientes não tratados do hospital é muito relevante.

A duração média da estadia hospitalar dos doentes com HBP foi de 12,84 dias (sh±0,42). Do número total de doentes tratados durante o ano, apenas 29,8% foram hospitalizados durante 11 a 15 dias, e outros 25,6% foram hospitalizados durante 6 a 20 dias. Uma proporção não muito grande mas notável (16,5%) de pacientes foi hospitalizada durante 16 a 20 dias. Um pouco menos (14,4%) de pacientes foram hospitalizados por períodos muito curtos (1-5 dias) e aproximadamente a mesma proporção (13,7%), inversamente, por períodos longos (3 semanas ou mais).

Distribuição dos doentes com HBP de diferentes idades por duração da hospitalização (como percentagem do total) e duração média da hospitalização

Duração da estadia hospitalar	Idade			
	até aos 60 anos de idade	60-74	75 anos de idade ou mais	Total
1-5 dias	15,6	12,4	19,1	14,4
6-10 dias	31,2	23,2	29,4	25,6
11-15 dias	37,5	29,2	28,0	29,8
16-20 dias	6,3	21,1	8,8	16,5
21 dias ou mais	9,4	14,1	14,7	13,7
Total	100,00	100,0	100,0	100,0
M	11,81	13,37	11,87	12,84
M±	1,09	0,51	0,97	0,42

É de notar que as diferenças relacionadas com a idade na duração média da hospitalização e na duração do tratamento em grupo em pacientes com HBP não são muito pronunciadas. Um pouco menos do que a duração média da estadia hospitalar em doentes com HBP em idade activa (11,81 dias) e ligeiramente mais longa (13,37 dias) em doentes idosos. Entre estes últimos, observamos a maior percentagem (21,1%) de pacientes hospitalizados durante 16 a 20 dias, enquanto que nos pacientes com menos de 60 anos a percentagem de pacientes hospitalizados durante 16 a 20 dias (6,3%) e 21 dias ou mais (9,4%>) é inferior à de outros grupos etários. Assim, tanto a análise dos períodos de tratamento agrupados como a duração média da hospitalização atestam que este índice não difere significativamente em diferentes grupos etários de pacientes com HBP. A propósito, a diferença da média aritmética do tempo de hospitalização dos doentes idosos, que têm a média mais alta, e dos doentes em idade activa, que têm a média mais baixa, é estatisticamente insignificante: 1=1,3, P>0,05.

Naturalmente, seria de esperar diferenças na duração média da estadia hospitalar em pacientes com diagnósticos diferentes de complicações da HBP. Tais diferenças ocorrem, mas é de notar que não são muito grandes.

A duração média mínima da hospitalização foi observada em pacientes com HBP com OZM (10,91 dias) e a máxima (14,93 dias) em pacientes com HBP com CDI. Nos primeiros 25,8% foram hospitalizados por um período de tempo muito curto, não superior a 5 dias. Estes pacientes recebem primeiros socorros e são frequentemente libertados para casa após uma curta estadia hospitalar. No grupo de pacientes com HBP com CDI, a proporção de pacientes que estiveram no hospital durante 21 dias ou mais é significativamente mais elevada do que em outras complicações (35,7%). A propósito, a diferença na média aritmética do tempo de hospitalização dos pacientes com CDI e OZM é estatisticamente significativa: I = 2,88, P<0,05.

Quadro 3.13

Distribuição dos pacientes com diferentes diagnósticos de complicações
por tempo de internamento no hospital (em percentagem do total) e
duração média do internamento

Diagnóstico de complicações	Duração da estadia hospitalar (dias)							
	1-5	6-10	11-15	16-20	21 e acima	Total	M	m
Não complicações	10,7	17,8	28,6	28,6	14,3	100,0	14,64	0,74
OZM	25,8	27,8	26,8	8,3	11,3	100,0	10,91	0,53
HZM	5,0	30,0	50,0	10,0	5,0	100,0	12,00	0,45
COPD	6,8	24,7	31,5	23,3	13,7	100,0	13,90	0,46
IBC	7,1	28,6	28,6	-	35,7	100,0	14,93	1,68
Outros	12,0	32,0	24,0	16,0	16,0	100,0	12,64	1,07
Total	14,4	- 25,6	29,8	16,5	13,7	100,0	12,84	0,42

A duração média da estadia hospitalar difere ligeiramente entre pacientes com diferentes tipos de hospitalização. A duração média da estadia foi ligeiramente mais longa entre os hospitalizados para procedimentos planeados (14,66 dias, m=±0,38) do que entre os hospitalizados para emergências (11,25 dias, m=±0,33). A diferença na média foi estatisticamente significativa: 1=6,3, P<0,01. Apenas 4,0% das pessoas hospitalizadas por não mais de 5 dias, enquanto 22,1% das pessoas hospitalizadas para emergências permaneceram no hospital por não mais de 5 dias. Ao mesmo tempo, 40,8% dos pacientes planeados foram hospitalizados durante 16 dias ou mais e apenas 21,5% dos que foram hospitalizados para emergências. Se entre os hospitalizados por até 5 dias numa emergência as indicações de hospitalização forem, obviamente, bastante justificadas, então entre os hospitalizados por um período tão curto de tempo planeado, alguma parte deles chegou ao hospital insuficientemente justificada, muito provavelmente devido a erros de diagnóstico na fase pré-hospitalar.

Apesar de actualmente não se esperar que os doentes internados sejam tratados para além da doença principal (não seria razoável do ponto de vista económico para os doentes internados), deve notar-se que o tempo médio de hospitalização está a aumentar em comparação com esse indicador para doentes sem doenças associadas registadas na sua história médica. Contudo, este aumento é insignificante e não há diferença estatisticamente fiável na duração média da hospitalização de doentes com uma doença concomitante registada e não registada no historial médico. Ainda assim, embora muito ligeiramente, a duração média da estadia hospitalar em pacientes com CHD (13,42 dias, m=±0,89), hipertensão (12,25 dias, m=±0,69) e CHD+HD (13,25 dias, m=±0,55), embora ligeiramente mais longa do que em pacientes sem comorbilidades registadas (12,03 dias, m=±0,51). Claro que não estamos a falar do tratamento de tais comorbidades (com poucas excepções), mas a consulta de tais pacientes pelos especialistas apropriados, bem como a sua condição mais grave que requer uma preparação pré-operatória mais longa, leva a que os pacientes com comorbidades permaneçam no hospital em média ligeiramente mais tempo do que os pacientes sem tais doenças.

Em particular, no grupo de pacientes que não tiveram consultas com outros especialistas no hospital, a duração média da estadia foi de 11,32 dias (m=±0,49), enquanto que para aqueles que tiveram consultas com um médico de clínica geral foi de 13,59 dias e para aqueles que tiveram consultas com médicos de outras especialidades foi de 14,55 dias (m=±0,83). Entre os pacientes que necessitavam de consultas de vários especialistas, a proporção que permaneceu no hospital até 5 dias variou entre 7,1-8,8%, e entre os pacientes que não necessitavam de consultas, esta proporção foi de 22,3%.

É evidente que são necessários exames mais detalhados e minuciosos para pacientes mais complexos, que, naturalmente, terão uma duração média de internamento mais longa do que os pacientes mais leves. Uma série de investigações em doentes com HBP exigiu uma estadia mais longa, em média, no hospital, ou vice-versa, doentes tão complexos só precisam destas investigações. Assim, pacientes submetidos a urografia intravenosa foram hospitalizados durante uma média de 13,85 dias (m=±0,43) e aqueles sem urografia durante 12,0 dias (m=±0,11). Os pacientes com investigações como a urofluxometria foram hospitalizados durante uma média de 15,23 dias, (m=±0,69) e 12,72 dias sem tais investigações (m=±0,31). Mesmo os pacientes com ultra-sons prostáticos foram hospitalizados ligeiramente mais tempo (13,88 dias) do que os que não o tinham (12,0 dias).

Quadro 3.14

Distribuição dos pacientes com diferentes números de análises clínicas ao sangue por tempo de internamento no hospital e duração média do internamento

Número de estudos	Duração da estadia hospitalar (dias)							
	1-5	6-10	11-15	16-20	21 e acima	Total	M	m
1	50,0	38,0	10,0	-	2,0	100,0	6,30	0,91
2	12,1	51,5	33,4	1,5	1,5	100,0	9,64	0,46
3	2,8	16,7	44,4	19,4	16,7	100,0	14,78	0,62
4	-	15,1	45,5	30,3	9,1	100,0	14,58	0,67
5	-	4,5	22,7	36,4	36,4	100,0	19,55	1,13
6 ou mais	-	5,6	16,7	38,9	38,8	100,0	20,14	1,07
Total	12,5	26,2	30,5	16,8	14,0	100,0	13,09	0,42

Mesmo com testes laboratoriais tão medíocres como CAC e urinálise, a duração média da hospitalização está relacionada com o número de tais testes.

Como se pode ver na tabela, a duração média da estadia hospitalar aumenta constantemente com o aumento do número de CQA. No caso de uma única análise ao sangue, a duração média da estadia no hospital foi de 6,30 dias, no caso da UIS dupla foi de 9,64 dias, e (no caso da UIS sextuplicada a duração média da estadia no hospital foi de 20,14 dias). A mesma relação pode ser observada entre a duração média da estadia no hospital e o número de análises de urina. Com um único teste de urina, os pacientes permanecem no hospital durante uma média de 8,06 dias, com um teste duplo, 12,75 dias, e com um teste de seis vezes, 24,0 dias. Em doentes com estadias de até 5 dias, apenas um único CAC é realizado em 71,4% dos casos e uma única urinálise em 80,0% Entre os doentes com estadias de 21 dias ou mais, apenas 2,5% tinham um único CAC e 5,1% tinham uma única urinálise. Ao mesmo tempo, no último grupo de doentes com HBP, 56,4% tinham um CAC e 18,0% tinham uma urinálise 5 vezes ou mais.

Naturalmente, a duração média da hospitalização difere acentuadamente nos pacientes com HBP com diferentes métodos de tratamento e diferentes intervenções cirúrgicas. Os pacientes com HBP tratados apenas permaneceram no hospital durante uma média de 8,72 dias (m=±0,54) e os submetidos a tratamento cirúrgico durante uma média de 15,24 dias (m=±0,46). As diferenças na média aritmética são estatisticamente significativas: 1=3,87, P<0,01. O tempo médio de internamento no hospital dos pacientes tratados pelo método operatório, comparativamente aos pacientes tratados apenas conservadoramente, estava relacionado tanto com o período pré-operatório relativamente mais longo nestes pacientes (mais de 4 dias), como com o facto de os pacientes tratados conservadoramente não receberem obviamente nenhum método de tratamento especial e estarem limitados à prestação dos primeiros socorros e exames médicos necessários. Entre os pacientes tratados de forma conservadora, cada 3º paciente (33,3%) teve alta do hospital nos primeiros 5 dias a partir do momento da admissão, e entre os pacientes tratados operativamente havia apenas 3,3% e que apenas entre os pacientes que foram submetidos a epicostomia. Ao mesmo tempo, 18,3% dos pacientes operados permaneceram no hospital durante 21 dias ou mais. Entre os pacientes com tratamento conservador, apenas 5,1% foram hospitalizados por tal duração.

Naturalmente, a duração média da estadia hospitalar varia com os diferentes tipos de intervenção cirúrgica. Os tipos abertos de intervenção cirúrgica sempre exigiram uma estadia hospitalar mais longa do que as intervenções endoscópicas.

Quadro 3.15

Distribuição de doentes com DVTZ com diferentes tipos de intervenções cirúrgicas de acordo com o seu tempo de internamento no hospital (em percentagem do total) e a duração média

Nome da operação	Duração da estadia hospitalar (dias)							
	1-5	6-10	11-15	16-20	21 e acima	Total	M	M
TOUR	-	16,0	46,0	24,0	14,0	100,0	15,16	0,53
Adenomectomia aberta	-	6,1	26,5	42,9	24,5	100,0	17,92	0,51
Epicistostomia	7,4	32,1	30,9	12,3	17,3	100,0	16,67	0,55
Total	3,3	20,6	33,9	23,9	18,3	100,0	15,24	0,46

Em pacientes com BPH com TUR a duração média de hospitalização foi significativamente menor (15,16 dias) do que em pacientes com adenomectomia aberta (17,92 dias). Apenas 14,0% dos pacientes com TUR necessitaram de tratamento durante 3 semanas ou mais, enquanto que 24,5% dos pacientes com adenomectomia aberta.

Tal como nos pacientes com outras doenças tratadas pelo método cirúrgico, a duração média da estadia hospitalar está intimamente relacionada com a duração do período pré-operatório. Os pacientes operados no primeiro dia de internamento tiveram uma média de 10,0 dias e apenas 3,7%) destes pacientes permaneceram no hospital durante 21 dias ou mais. Os pacientes operados no 2º dia de internamento hospitalar tiveram uma média de 14,75 dias na cama do hospital, e já 12,5% DESTES PACIENTES estiveram no hospital durante 21 dias ou mais. No grupo operado no 3º dia de admissão, o tempo médio de permanência no hospital foi de 16,93 dias, com 28,6% de alta do hospital não antes de 21 dias após a admissão, e os pacientes com um período pré-operatório de 6 dias estiveram no hospital durante uma média de 19,60 dias e 36,0%) destes estiveram no hospital durante 21 dias ou mais. Sem dúvida, a duração do período pré-operatório está relacionada com vários factores: idade, diagnóstico, estado do paciente na admissão, etc. No entanto, aspectos organizacionais, tais como a oportunidade do exame de diagnóstico laboratorial, consulta de doentes com outros especialistas, se necessário, e outros factores também desempenham um certo papel. Uma redução razoável da duração média da estadia dos pacientes no hospital aumentará tanto a eficiência económica do hospital como a sua eficiência médica, que no final é a reserva para uma maior redução de um certo número de camas de perfil urológico na cidade.

A análise das características sócio-higiénicas e médico-estatísticas dos pacientes hospitalizados de um determinado perfil permite planear certas medidas para melhorar a organização dos cuidados hospitalares para esses pacientes.

LISTA DE REFERÊNCIA

1.   Roehrborn, C. G. e McConnell, J. D.: Etiologia, fisiopatologia, epidemiologia e história natural da hiperplasia benigna da próstata. In: Campbell's Urology, 8ª ed., Campbell's Urology, 8ª ed., Campbell's Urology. Editado por P. C. Walsh, A. B. Retik, E. D. Vaughan, Jr. e A. J. Wein. Filadélfia: W. B. Saunders Co., chapt. 38, pp. 1297-1330, 2002.

2.   Berry, S. J., Coffey, D. S., Walsh, P. C. e Ewing, L. L.: O desenvolvimento da hiperplasia prostática benigna humana com a idade. J Urol, 132: 474, 1984

3.   Barry, M. J., Fowler, F. J., Jr., O'Leary, M. P., Bruskewitz, R. C., Holtgrewe, H. L. e Mebust, W. K.: Medição do estado de saúde específico da doença em homens com hiperplasia benigna da próstata. Comité de Medição da Associação Americana de Urologia. Med Care, 33: AS145, 1995.

4.   Garraway, W. M., Russell, E. B., Lee, R. J., Collins, G. N., McKelvie, G. B., Hehir, M. et al: Impacto da hiperplasia benigna da próstata anteriormente não reconhecida nas actividades diárias de homens de meia-idade e idosos. Br J Gen Pract, 43: 318, 1993.

5.   Roberts, R. O., Rhodes, T., Panser, L. A., Girman, C. J., Chute, C. G., Oesterling, J. E. et al: História natural do prostatismo: preocupação e constrangimento devido a sintomas urinários e comportamento de procura de cuidados de saúde. Urologia, 43: 621, 1994

6.   Lee, C., Cockett, A., Cussenot, K., Griffiths, K., Isaacs, W. e Schalken, J.: Regulação do crescimento da próstata. In: Anais da Quinta Consulta Internacional sobre Hiperplasia Prostática Benigna. Editado por C. Chatelain, L. Denis, K. T. Foo, S. Khoury e J. McConnell. Reino Unido: Health Publications Ltd., chapt. 3, pp. 79-106, 2001

7.   McNeal, J. E.: Origem e evolução do alargamento benigno da próstata. Invest Urol, 15: 340, 1978

8.   Denis, L., McConnell, J., Khoury, S., Abrams, P., Barry, M., Bartsch, G. et al: Recomendações do Comité Científico Internacional: a avaliação e tratamento dos sintomas do tracto urinário inferior (LUTS) sugestivos de obstrução benigna da próstata. In: Anais da 4ª Consulta Internacional sobre Hiperplasia Prostática Benigna. Editado por L. Denis, K. Griffiths, S. Khoury, A. T. K. Cockett, J. McConnell, C. Chatelain et al United Kingdom: Plymbridge Distributors, Ltd., pp. 669-684, 1998

9.   Eddy, D. M.: Tomada de decisões clínicas: da teoria à prática. Directriz para declarações políticas: a abordagem explícita. JAMA, 263: 2239, 1990.

10.   Eddy, D. M.: Um manual para avaliar as práticas de saúde e conceber políticas de práticas: a abordagem explícita. In: A Manual for Assessing Health Practices & Designing Practice Policies: the Explicit Approach. Editado por D. M. Eddy. Filadélfia: American College of Physicians, cap. 3, p. 19, 1992

11.   Roehrborn, C. G., Girman, C. J., Rhodes, T., Hanson, K. A., Collins, G. N., Sech, S. M. et al: Correlação entre o tamanho da próstata estimado pelo exame rectal digital e medido por ultra-som transrectal. Urologia, 49: 548, 1997.

12.   Roehrborn, C. G., Sech, S., Montoya, J., Rhodes, T. e Girman, C. J.: Interexaminer reliability and validity of a three-edimensional model to assess prostate volume by digital rectal examination. Urologia, 57: 1087, 2001

13.   Foresman, W. H. and Messing, E. M.: Bladder cancer: natural history, tumor markers, and early detection strategies. Semin Surg Oncol,

14.   299, 1997 14. Messing, E. M., Young, T. B., Hunt, V. B.,

Emoto, S. E. e Wehbie, J. M.: O significado da microhematúria assintomática em homens com 50 ou mais anos: resultados de um estudo de rastreio domiciliário utilizando paus de urina. J Urol, 137: 919, 1987

15.   Messing, E. M., Young, T. B., Hunt, V. B., Roecker, E. B., Vaillancourt, A. M., Hisgen, W. J. et al: Home screening for hematuria: resultados de um estudo multiclínico. J Urol, 148: 289, 1992

16.   Mohr, D. N., Offord, K. P. e Melton, L. J., 3rd: Isolated asymptomatic microhematuria: uma análise transversal de doentes teste-positivos e teste-negativos. J Gen Interno Med, 2: 318, 1987

17.   Roehrborn, C. G., Boyle, P., Bergner, D., Gray, T., Gittelman, M., Shown, T. et al: O antigénio sérico específico da próstata e o volume da próstata prevêem alterações a longo prazo nos sintomas e na taxa de fluxo: resultados de um ensaio de quatro anos, aleatório, comparando finasteride versus placebo. Grupo de Estudo PLESS. Urologia, 54: 662, 1999.

18.   Roehrborn, C. G., Malice, M., Cook, T. J. e Girman, C. J.: Clinical predictors of spontaneous acute urinary retention in men with LUTS and clinical BPH: a comprehensive analysis of the pooled placebo groups of several large clinical trials. Urologia, 58: 210, 2001

19.   Roehrborn, C. G., McConnell, J., Bonilla, J., Rosenblatt, S., Hudson, P. B., Malek, G. H. et al: O antigénio sérico específico da próstata é um forte preditor do crescimento futuro da próstata em homens com hiperplasia benigna da próstata. J Urol, 163: 13, 2000

20.   Carvalhal, G. F., Smith, D. S., Mager, D. E., Ramos, C. e Catalona, W. J.: Exame rectal digital para detecção de cancro da próstata a níveis de antigénio específico da próstata de 4 ng./ml. ou menos. J Urol, 161: 835, 1999

21.   Catalona, W. J., Richie, J. P., Ahmann, F. R., Hudson, M. A., Scardino, P. T., Flanigan, R. C. et al: Comparação entre o exame

rectal digital e o antigénio específico da próstata sérica na detecção precoce do cancro da próstata: resultados de um ensaio clínico multicêntrico de 6.630 homens. J Urol, 151: 1283, 1994

22.   Catalona, W. J., Smith, D. S., Ratliff, T. L., Dodds, K. M., Coplen, D. E., Yuan, J. J. et al: Medição do antigénio próstata específico no soro como teste de rastreio para o cancro da próstata. N Engl J Med, 324: 1156, 1991

23.   Mikolajczyk, S. D., Marks, L. S., Partin, A. W. e Rittenhouse, H. G.: O antigénio livre específico da próstata no soro está a tornar-se mais complexo. Urologia, 59: 797, 2002

24.   Polascik, T. J., Oesterling, J. E. e Partin, A. W.: antigénio específico da próstata: uma década de descoberta - o que aprendemos e para onde vamos. J Urol, 162: 293, 1999

25.   Barry, M. J., Fowler, F. J., Jr., O'Leary, M. P., Bruskewitz, R. C., Holtgrewe, H. L., Mebust, W. K. et al: The American Urological Association symptom index for benign prostatic hyperplasia. J Urol, 148: 1549, 1992

26.   Barry, M. J., Fowler, F. J., Jr., O'Leary, M. P., Bruskewitz, R. C., Holtgrewe, H. L. e Mebust, W. K.: Correlação do índice de sintomas da Associação Urológica Americana com as versões auto-administradas dos índices de sintomas do Programa de Avaliação Médica Madsen-Iversen, Boyarsky e Maine. J Urol, 148: 1558, 1992

27.   Donovan, J. L., Kay, H. E., Peters, T. J., Abrams, P., Coast, J., Matos-Ferreira, A. et al: Using the ICSQoL to measure the impact of lower urinary tract symptoms on quality of life: evidence from the ICS'BPH' Study. Sociedade Internacional da Continência - Hiperplasia Prostática Benigna. Br J Urol, 80: 712, 1997.

28.   Hald, T., Nordling, J., Andersen, J. T., Bilde, T., Meyhoff, H. H. e Walter, S.: Um sistema de pontuação dos sintomas ponderados pelo

paciente na avaliação da hiperplasia benigna da próstata não complicada. Scand J Urol Nephrol, suppl., 138: 59, 1991

29.   McConnell, J. D., Barry, M. J., Bruskewitz, R. C., Bueschen, A. J., Denton, S. E., Holtgrewe, H. L. et al: Clinical Practice Guideline for Benign Prostatic Hyperplasia: Diagnosis and Treatment. Rockville, Maryland: Agência para a Política e Investigação dos Cuidados de Saúde, Serviço de Saúde Pública, Nº 94-0582, 1994

30.   Wasson, J. H., Reda, D. J., Bruskewitz, R. C., Elinson, J., Keller, A. M. e Henderson, W. G.: Uma comparação da cirurgia transuretral com a espera vigilante de sintomas moderados de hiperplasia benigna da próstata. O Grupo de Estudo da Cooperativa de Assuntos dos Veteranos sobre a Ressecção Transuretral da Próstata. N Engl J Med, 332: 75, 1995

31.   Barry, M. J.: Avaliação dos sintomas e qualidade de vida em homens com hiperplasia benigna da próstata. Urologia, 58: 25, 2001.

32.   Girman, C. J., Jacobsen, S. J., Rhodes, T., Guess, H. A., Roberts, R. O. e Lieber, M. M.: Associação de qualidade de vida relacionada com a saúde e alargamento benigno da próstata. Eur Urol, 35: 277, 1999.

33.   Chatelain, Ch., Denis, L., Foo, J. K. T., Khoury, S., McConnell, J., Abrams, P. et al: Recomendações do Comité Científico Internacional: avaliação e tratamento dos sintomas do tracto urinário inferior (LUTS) em homens mais velhos. In: Anais da Quinta Consulta Internacional sobre Hiperplasia Prostática Benigna. Editado por C. Chatelain, L. Denis, K. T. Foo, S. Khoury e J. McConnell. Reino Unido: Health Publications, Ltd., pp. 519-534, 2001

34.   Roehrborn, C. G., McConnell, J. D., Lieber, M., Kaplan, S., Geller, J., Malek, G. H. et al: A concentração sérica de antigénio específico da próstata é um poderoso preditor de retenção urinária aguda e

necessidade de cirurgia em homens com hiperplasia prostática benigna clínica. Grupo de Estudo PLESS. Urologia, 53: 473, 1999.

35. Hopkins, H. H.: Princípios ópticos do endoscópio. In: EndosMANAGEMENT OF BENIGN PROSTATIC HYPERPLASIA 545 exemplares. Editado por G. Berci. Nova Iorque: Appleton-Century Crofts, cap. 1, pp. 3-26, 1976

36. Mebust, W. K.: Transurethral surgery. In: Campbell's Urology, 7ª ed. Editado por P. C. Walsh, A. B. Retik, E. D. Vaughan, Jr. e A. J. Wein. Filadélfia: W. B. Saunders Co., chapt. 49, pp. 1511-1528, 1998

37. Lepor, H.: História natural, avaliação, e gestão não cirúrgica da hiperplasia benigna da próstata. In: Campbell's Urology, 7ª ed. Editado por P. C. Walsh, A. B. Retik, E. D. Vaughan, Jr. e A. J. Wein. Filadélfia: W. B. Saunders Co., chapt. 47, pp. 1453-1477, 1998

38. Lepor, H.: Terapia médica para hiperplasia benigna da próstata. Urologia, 42: 483, 1993

39. Caine, M.: O papel actual dos bloqueadores alfa-adrenérgicos no tratamento da hipertrofia benigna da próstata. J Urol, 136: 1, 1986.

40. Lepor, H.: A patofisiologia dos sintomas das vias urinárias inferiores na população masculina envelhecida. Br J Urol, 81: 29, 1998

41. Lepor, H., Williford, W. O., Barry, M. J., Haakenson, C. e Jones, K. for the Veterans Affairs Cooperative Studies Benign Prostatic Hyperplasia Study Group: The impact of medical therapy on bother due to symptoms, quality of life and global outcome, and factors predicting response. J Urol, 160: 1358, 1998

42. Barry, M. J., Williford, W. O., Chang, Y., Machi, M., Jones, K. M., Walker-Corkery, E. et al: Medidas do estado de saúde específico da hiperplasia prostática benigna na investigação clínica: quanta mudança

no índice de sintomas da Associação Urológica Americana e no índice de impacto da hiperplasia prostática benigna é perceptível para os pacientes? J Urol, 154: 1770, 1995

43.   Botts, S. et al: Tamsulosina versus GITS de doxazosina. Dados não publicados

44.   Lee, E. e Lee, C.: Comparação clínica de antagonistas alfa 1A-adrenorreceptores selectivos e não selectivos na hiperplasia benigna da próstata: estudos sobre tamsulosina numa dose fixa e terazosina em doses crescentes. Br J Urol, 80: 606, 1997

45.   de Mey, C.: Efeitos ortostáticos da alfuzosina duas vezes por dia contra a tamsulosina uma vez por dia de manhã. J Urol, 163: 220, 2000

46.   deReijke, T. M. e Klarskov, P.: Doxazosina versus alfuzosina na hiperplasia benigna da próstata: resultados de um ensaio europeu multinacional, aleatorizado e duplo-cego. Eur Urol, 37: 473, 2000

47.   Principais eventos cardiovasculares em pacientes hipertensivos aleatorizados a doxazosina vs clortalidona: o tratamento anti-hipertensivo e lipídico para prevenir o ensaio de ataque cardíaco (ALLHAT). ALLHAT Collaborative Research Group. JAMA, 283: 1967, 2000.

48.   Bartsch, G., McConnell, J.D., Mahler, C., Calais Da Silva, F., Klocker, H., Richard, F. et al: Tratamento endócrino da hiperplasia benigna da próstata. In: Anais da Quinta Consulta Internacional sobre Hiperplasia Prostática Benigna. Editado por C. Chatelain, L. Denis, K. T. Foo, S. Khoury e J. McConnell. Reino Unido: Health Publications, Ltd., chapt. 11, pp. 423-457, 2001

49.   Gormley, G. J., Stoner, E., Bruskewitz, R. C., Imperato-McGinley, J., Walsh, P. C., McConnell, J. D. et al: O efeito da finasterida

em homens com hiperplasia benigna da próstata. O Grupo de Estudo Finasteride. N Engl J Med, 327: 1185, 1992.

50. Roehrborn, C. G., Boyle, P., Nickel, J. C., Hoefner, K. e Andriole, G.: Eficácia e segurança de um inibidor duplo de 5-alfa-reductase tipos 1 e 2 (dutasterida) em homens com hiperplasia benigna da próstata. Urologia, 60: 434, 2002

51. McConnell, J. D. para The Mtops Steering Committee: The long term effects of medical therapy on the progression of BPH: results from the MTOPS trial. J Urol, 167: 1042, 2002

52. Kirby, R. S., Roehrborn, C., Boyle, P., Bartsch, G., Jardin, A., Cary, M. M. et al: Eficácia e tolerabilidade da doxazosina e finasterida, isoladamente ou em combinação, no tratamento da hiperplasia benigna sintomática da próstata: o ensaio Prospective European Doxazosin and Combination Therapy (PREDICT). Urologia, 61: 119, 2003.

53. Lepor, H., Williford, W. O., Barry, M. J., Brawer, M. K., Dixon, C. M., Gormley, G. et al: A eficácia da terazosina, finasterida, ou ambas na hiperplasia benigna da próstata. Veterans Affairs Cooperative Studies Benign Prostatic Hyperplasia Study Group. N Engl J Med, 335: 533, 1996.

54. Madersbacher, S., Schatzl, G., Djavan, B., Stulnig, T. e Marberger, M.: Resultado a longo prazo da terapia transretal de ultra-sons de alta intensidade focalizada para hiperplasia benigna da próstata. Eur Urol, 37: 687, 2000

55. Costello, A. J., Agarwal, D. K., Crowe, H. R. e Lynch, W. J.: Avaliação da terapia laser de díodos intersticiais para o tratamento da hiperplasia benigna da próstata. Tech Urol, 5: 202, 1999

56. Greenberger, M. e Steiner, M. S.: A experiência da Universidade do Tennessee com o aparelho laser Indigo 830e para o

tratamento minimamente invasivo da hiperplasia benigna da próstata: análise provisória. Mundo J Urol, 16: 386, 1998

57.   Muschter, R., Schorsch, I., Danielli, L., Russel, C., Timoney, A., Yachia, D. et al: Termoterapia transuretral induzida por água para o tratamento da hiperplasia benigna da próstata: um ensaio clínico multicêntrico prospectivo. J Urol, 164: 1565, 2000

58.   Breda, G. e Isgro, A.: Tratamento da hiperplasia benigna da próstata com termoterapia induzida pela água: experiência de uma única instituição. J Endourol, 16: 123, 2002

59.   Wagrell, L., Schelin, S., Nordling, J., Richthoff, J., Magnusson, B., Schain, M. et al: Feedback de termoterapia por microondas versus TURP para BPH clínico - um estudo multicêntrico randomizado e controlado. Urologia, 60: 292, 2002

60.   Albala, D. M., Fulmer, B. R., Turk, T. M., Koleski, F., Andriole, G., Davis, B. E. et al: Termoterapia de microondas transuretral baseada em escritório usando o TherMatrx TMx-2000. J Endourol, 16: 57, 2002

61.   Foster, R. S., Bihrle, R., Sanghvi, N. T., Fry, F. J. e Donohue, J. P.: ultra-som de alta intensidade focalizado no tratamento de doenças prostáticas. Eur Urol, 23: 29, 1993

62.   McCullough, D. L.: Tratamento minimamente invasivo da hiperplasia benigna da próstata. In: Campbell's Urology, 7ª ed. Editado por P. C. Walsh, A. B. Retik, E. D. Vaughan, Jr. e A. J. Wein. Filadélfia: W. B. Saunders Co., chapt. 48, pp. 1479- 1509, 1998.

63.   Schulman, C. C. e Vanden Bossche, M.: Hyperthermia and thermotherapy of benign prostatic hyperplasia: a critical review. Eur Urol, 23: 53, 1993

64.   Matzkin, H.: Hipertermia como modalidade de tratamento na hiperplasia benigna da próstata. Urologia, 43: 17, 1994

65.   Abbou, C. C., Payan, C., Viens-Bitker, C., Richard, F., Boccon-Gibod, L., Jardin, A. et al: Transrectal and transurethral hyperthermia versus sham treatment in benign prostatic hyperplasia: um ensaio clínico multicêntrico aleatório duplo-cego. A Hipertermia francesa de BPH. Br J Urol, 76: 619, 1995

66.   Albala, D. M., Turk, T. M., Fulmer, B. R., Koleski, F., Andriole, G., Davis, B. E. et al: Termoterapia transuretral periuretral por microondas para o tratamento da hiperplasia benigna da próstata: uma análise intercalar de segurança e eficácia de 1 ano utilizando o termatrx TMx-2000. Tech Urol, 6: 288, 2000

67.   Notificação de Saúde Pública da FDA/Center for Devices and Radiological Health (CDRH). Ferimentos graves causados por termoterapia de microondas para hiperplasia benigna da próstata. 1 de Outubro de 2000. Website da U.S. Food and Drug Administration. Disponível em: http://www.fda.gov/cdrh/safety/bph.pdf. Acedido a 25 de Janeiro de 2003.

68.   Página de recursos da FDA/Center for Devices and Radiological Health (CDRH). Website da U.S. Food and Drug Administration.   Disponível   em: http://www.fda.gov/cdrh/pdf/P000043b.pdf. Acedido a 15 de Janeiro de 2003.

69.   Naslund, M. J.: Ablação transuretral da próstata por agulha. Urologia, 50: 167, 1997

70.   Oesterling, J. E., Issa, M. M., Roehrborn, C. G., Bruskewitz, R., Naslund, M. J., Perez-Marrero, R. et al: Resultados a longo prazo de um ensaio clínico prospectivo e randomizado comparando TUNA com TURP para o tratamento da HBP sintomática. J Urol, suppl., 157: 328, abstract 1282, 1997

71.   Milroy, E. e Chapple, C. R.: O stent UroLume na gestão da

hiperplasia benigna da próstata. J Urol, 150: 1630, 1993

72.	Oesterling, J. E.: The UroLume endoprosthesis: um resumo da experiência europeia e norte-americana. Prog Clin Biol Res, 386: 561, 1994

73.	Oesterling, J. E., Kaplan, S. A., Epstein, H. B., Defalco, A. J., Reddy, P. K. e Chanceler, M. B.: A experiência norte-americana com a endoprótese UroLume como tratamento para a hiperplasia benigna da próstata: resultados a longo prazo. O Grupo de Estudo UroLume Norte-Americano. Urologia, 44: 353, 1994 546 GESTÃO DA HIPERPLÁSIA PROSTÁTICA BENIGN

74.	Anjum, M. I., Chari, R., Shetty, A., Keen, M. e Palmer, J. H.: Resultados clínicos a longo prazo e qualidade de vida após a inserção de uma prótese endouretral flexível auto-expansível. Br J Urol, 80: 885, 1997

75.	Guazzoni, G., Montorsi, F., Bergamaschi, F., Consonni, P., Bellinzoni, P. e Rigatti, P.: Espiral prostática versus parede do urolume prostático para retenção urinária devido a hiperplasia benigna da próstata. Um estudo comparativo a longo prazo. Eur Urol, 24: 332, 1993

76.	Guazzoni, G., Bergamaschi, F., Montorsi, F., Consonni, P., Galli, L., Matozzo, V. et al: Prostatic UroLume wallstent for benign prostatic hyperplasia patients at poor operative risk: clinical, uroflowmetric and ultrasonographic patterns. J Urol, 150: 1641, 1993

77.	Kletscher, B. A. e Oesterling, J. E.: stents prostáticos. Perspectivas actuais para a gestão da hiperplasia benigna da próstata. Urol Clin North Am, 22: 423, 1995

78.	Parikh, A. M. e Milroy, E. J.: Precauções e complicações na utilização do urolume wallstent. Eur Urol, 27: 1, 1995

79.	Kaplan, S. A. e Te, A. E.: Transurethral electrovaporization of the prostate: um método novo para tratar homens com hiperplasia benigna da próstata. Urologia, 45: 566, 1995.

80.   Orandi, A.: Incisão transuretral da próstata (TUIP): 646 casos em 15 anos - uma avaliação cronológica. Br J Urol, 57: 703, 1985

81.   Riehmann, M., Knes, J. M., Heisey, D., Madsen, P. O. e Bruskewitz, R. C.: Transurethral resection versus incision of the prostate: a randomized, prospective study. Urologia, 45: 768, 1995

82.   Saporta, L., Aridogan, I. A., Erlich, N. e Yachia, D.: Comparação objectiva e subjectiva da ressecção transuretral, incisão transuretral e dilatação da próstata por balão. Um estudo prospectivo. Eur Urol, 29: 439, 1996

83.   Sparwasser, C., Riehmann, M., Knes, J. e Madsen, P. O.: Resultados a longo prazo da incisão transuretral da próstata (TUIP) e da ressecção transuretral da próstata (TURP). Um estudo prospectivo randomizado. Urologe A, 34: 153, 1995

84.   Gilling, P. J., Cass, C. B., Cresswell, M. D. e Fraundorfer, M. R.: Ressecção da próstata por laser de hólmio: resultados preliminares de um novo método para o tratamento da hiperplasia benigna da próstata. Urologia, 47: 48, 1996.

85.   Gilling, P. J., Mackey, M., Cresswell, M., Kennett, K., Kabalin, J. N. e Fraundorfer, M. R.: Holmium laser versus ressecção transuretral da próstata: um ensaio prospectivo aleatório com seguimento de 1 ano. J Urol, 162: 1640, 1999

86.   Hochreiter, W. W., Thalmann, G. N., Burkhard, F. C. e Studer, U. E.: Enucleação Holmium laser da próstata combinada com a ressecção electrocautério: a técnica dos cogumelos. J Urol, 168: 1470, 2002

87.   87. Hurle, R., Vavassori, I., Piccinelli, A., Manzetti, A., Valenti, S. e Vismara, A.: Enucleação Holmium laser da próstata combinada com morcelação mecânica em 155 pacientes com hiperplasia

benigna da próstata. Urologia, 60: 449, 2002

88.	Kuntz, R. M. e Lehrich, K.: Enucleação transuretral por laser de hólmio versus enucleação aberta transversal para adenoma de próstata superior a 100 gm: um ensaio prospectivo randomizado de 120 pacientes. J Urol, 168: 1465, 2002

89.	Das, A., Kennett, K., Fraundorfer, M. e Gilling, P.: Ressecção laser de hólmio da próstata (HoLRP): dados de seguimento de 2 anos. Tech Urol, 7: 252, 2001

90.	Gilling, P. J., Kennett, K. M. e Fraundorfer, M. R.: ressecção por laser de hólmio versus ressecção transuretral da próstata: resultados de um ensaio aleatório com 2 anos de seguimento. J Endourol, 14: 757, 2000

91.	Goya, N., Ishikawa, N., Ito, F., Ryoji, O., Tokumoto, T., Toma, H. et al: Ethanol injection therapy of the prostate for benign prostatic hyperplasia: relatório preliminar sobre a aplicação de uma nova técnica. J Urol, 162: 383, 1999

92.	Zvara, P., Karpman, E., Stoppacher, R., Esenler, A. C. e Plante, M. K.: Ablação de próstata canina usando injecção de etanol absoluto intraprostático transuretral. Urologia, 54: 411, 1999

93.	Ditrolio, J., Patel, P., Watson, R. A. e Irwin, R. J., Jr.: Quimio-ablação da próstata com álcool desidratado para o tratamento da obstrução prostática. J Urol, 167: 2100, 2002.

94.	Nakamura, K., Baba, S., Saito, S., Tachibana, M. e Murai, M.: Energia ultra-sónica de alta intensidade para hiperplasia benigna da próstata: resposta clínica aos 6 meses ao tratamento com Sonablate 200. J Endourol, 11: 197, 1997

95.	Botto, H., Lebret, T., Barre, P., Orsoni, J. L., Herve, J. M. e Lugagne, P. M.: Electrovaporização da próstata com o dispositivo Gyrus. J Endourol, 15: 313, 2001

96.	Lepor, H., Sypherd, D., Machi, G. e Derus, J.: Estudo aleatório duplo-cego comparando a eficácia da dilatação da próstata por balão e da cistoscopia para o tratamento da hiperplasia benigna da próstata sintomática. J Urol, 147: 639, 1992

97.	de Mey, C., Michel, M. C., McEwen, J. e Moreland, T.: Uma comparação duplo-cego de terazosina e tamsulosina nos seus efeitos diferenciais sobre a pressão arterial ambulatorial e testes de stress ortostático nocturno. Eur Urol, 33: 481, 1998

98.	Grosse, H.: Frequência, localização e perturbações associadas nos cálculos urinários. Análise de 1671 autópsias em urolitíase. Z Urol Nephrol, 83: 469, 1990

99.	O'Connor, R. C., Laven, B. A., Bales, G. T. e Gerber, G. S.: Gestão não cirúrgica da hiperplasia benigna da próstata em homens com cálculos da bexiga. Urologia, 60: 288, 2002

100.	Holtgrewe, H. L., Mebust, W. K., Dowd, J. B., Cockett, A. T. K., Peters, P. C. e Proctor, C.: Transurethral prostatectomy: aspectos práticos da operação dominante na urologia americana. J Urol, 141: 248, 1989

101.	Brendler, C. B.: Avaliação do doente urológico: história, exame físico, e análise urinária. In: Campbell's Urology, 7ª ed. Editado por P. C. Walsh, A. B. Retik, E. D. Vaughan, Jr. e A. J. Wein. Filadélfia: W. B. Saunders Co., chapt. 4, pp. 131-157, 1998

102.	Wayland J. Wu, Jessica E.Kreshover, RobertMoldwin, e Louis R. Kavoussi Strange Vibes - Novela Apresentação de Prostatites. Relatórios de casos de urologia, 2014-01-01-01-01. - – 2(1). - – C. 25-26.

103.	WenluWang, Muhammad Naveed, Mirza Muhammad Faran Ashraf Baig, Muhammad Abbas e Zhou Xiaohui Modelos experimentais de roedores de prostatites crónicas e critérios de avaliação. Biomedicina & Farmacoterapia, 2018-12-01. - VOL. 108, - P. 1894-1901.

104. WenluWang, Muhammad Naveed, Mirza Muhammad Faran Ashraf Baig, Muhammad Abbas e Zhou Xiaohui Modelos experimentais de roedores de prostatites crónicas e critérios de avaliação. Biomedicina & Farmacoterapia, 2018-12-01, T. 108. - – P. 1894-1901.

105. Yang, S., Chiu, Y., Liu, P., et al. Efeito da hiperplasia benigna da próstata no desenvolvimento de fracturas da coluna, anca e punho . Osteoporos Int (2019) 30, 1043-1049.

106. Yang, S., Chiu, Y., Liu, P., et al. Efeito da hiperplasia benigna da próstata no desenvolvimento de fracturas da coluna, anca e punho . Osteoporos Int (2019) 30, 1043-1049.

107. Zhao Q, Yang F, Meng L, Chen D, Wang M, Lu X, ChenD, Jiang Y, Xing N. O licopeno atenua as prostatições crónicas/síndrome da dor pélvica crônica inibindo o stress oxidativo e a inflamação através da interação das vias de sinalização NF-κB, MAPKs, e Nrf2 em ratos. // Andrologia. 2019 Dez 26. doi: 10.1111/andr.12747. [Epub antes da impressão].

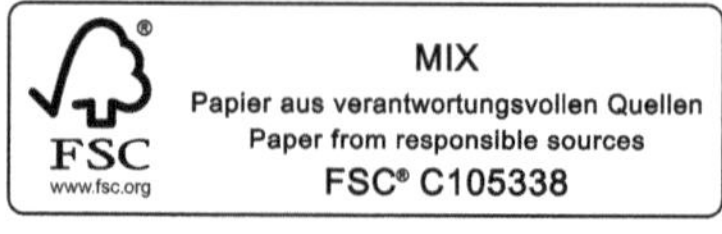

Printed by Books on Demand GmbH, Norderstedt / Germany